伊藤病院ではこう診る！
甲状腺疾患
超音波アトラス

監修 伊藤公一
編集 北川 亘

全日本病院出版会

専門病院の臨床検査能力を集結して

　近年の甲状腺疾患に対する診断進歩は著しく，血液検査と頸部超音波検査の2者をもって，圧倒的多数の疾患が即座に診断できるようになった．

　まずバセドウ病や橋本病などの機能性疾患は，僅かな採血量をもって，血中高感度TSHによる甲状腺機能の正確な評価と抗体検査により，鑑別診断から重症度の把握までもが容易となった．

　そして，一方の器質性疾患については，本書にまとめた超音波検査が診断の要であることは言うまでもない．そこで最も大切な良悪鑑別だが，濾胞癌の確定診断に未だ難渋するものの，圧倒的に頻度の高い乳頭癌については，超音波ガイド下穿刺吸引細胞診により，ミリ単位の微小癌までもが診断できるようになった．さらに，それら微小乳頭癌は，生命予後の良さから経過観察を行うだけの症例も存在するが，なかなか決定的な予後因子は見い出せない現状では，超音波検査を駆使した正確なフォローアップが唯一の診療手段となる．

　本特集の制作にあたっては，北川　亘診療技術部部長が中心となり，伊藤病院臨床検査技師スタッフが主役として取り組み，当院甲状腺超音波検査の全容をお披露目したつもりである．とはいえ甲状腺超音波検査は奥深く，機器の発展も我々の技術も，まだまだ完成の域に達したものと慢心はしていないが，創業80年を迎えた節目に，現在，伊藤病院で成し得る最大限の診断能力を本書に記したつもりである．

　そして，これらの企画が，実地臨床の場で，医家の先生方，臨床検査技師，放射線技師などの方々のお役に立てれば，甲状腺疾患専門病院管理者として望外の喜びである．

2017年12月　伊藤病院院長　**伊藤公一**

まえがき

　伊藤病院は創立80周年を迎えました．

　この節目の年に「伊藤病院ではこう診る！甲状腺疾患超音波アトラス」を刊行しました．

　本書は主に初めて甲状腺超音波検査を学ぶ実地医家や臨床研修医の先生方，看護師，臨床検査技師，放射線検査技師の方々を対象に書かれています．

　そのため，本書の作成コンセプトは

① できるだけ平易で簡潔な文で解説すること
② 臨床の現場で遭遇することが多い代表的な超音波画像を多数網羅し，摘出標本との比較を入れること
③ 超音波画像を動画で見ることができるようにすること

の3点といたしました．

　本書は伊藤病院における超音波診断の実際とその運用方法，また検査のコツを詳しく記載してあります．

　作成は若手の臨床検査技師がリーダーとなり，ベテランから新人にいたるまで，伊藤病院に勤務している全臨床検査技師と放射線検査技師がチームワークを発揮し，総力をあげて執筆いたしました．

　甲状腺超音波検査の技術進歩は目覚しく，その結果病変の検出能は著しく向上してきています．検診や頸動脈超音波検査も広がり，実地臨床で超音波に触れる機会や超音波画像を診断する機会も多くなってきています．このため超音波診断の正確性は益々重要になっています．

　本書が少しでも，実地医家や臨床研修医の先生方，看護師，臨床検査技師，放射線検査技師の方々の甲状腺疾患の診断に役立ち，ベッドサイドで活用していただけましたらこのうえない幸せです．

　伊藤病院はこれからの90周年，100周年に向けても，理念である"甲状腺を病む方々のために"，超音波検査の技術と診断能向上にむけ日々精進していきたいと思います．

　どうぞよろしく御願いいたします．

2017年12月　伊藤病院診療技術部部長　北川　亘

CONTENTS

伊藤病院ではこう診る！
甲状腺疾患超音波アトラス

Ⅰ章　総論

■ **超音波検査に必要な甲状腺の解剖** 2
　コラム　伊藤病院の紹介　6

■ **超音波検査装置・機器の使い方** 8

■ **伊藤病院における超音波検査**
　1) 超音波検査の実際 10
　2) 超音波検査の体位と手順 14
　3) 甲状腺超音波検査の観察ポイント 15
　コラム　伊藤病院の超音波検査の変遷　19

■ **超音波検査と併用される各種検査** 20
　コラム　超音波ガイド下穿刺吸引細胞診　26

■ **甲状腺超音波検査における用語** 29
　コラム　伊藤病院の超音波検査結果レポートの紹介　31

II章 各論

1 正常甲状腺

正常甲状腺 ·· 34
- **コラム** 初診時の検査　35

2 甲状腺の良性疾患（びまん性疾患）

バセドウ病 ·· 36
- **甲状腺検査ミニマムエッセンス** 甲状腺機能亢進症の心電図　40
- **コラム** 臨床検査室の紹介　41

橋本病（慢性甲状腺炎） ·· 42
- **検査；伊藤病院現場からのコツ** 紛らわしい超音波像（橋本病）　44

亜急性甲状腺炎 ·· 46
無痛性甲状腺炎 ·· 48
急性化膿性甲状腺炎 ·· 50
- **コラム** 病理学的検査について　53

3 甲状腺の良性疾患（結節性疾患）

腺腫様甲状腺腫 ·· 54
- **検査；伊藤病院現場からのコツ** 小児の甲状腺超音波画像　57

機能性甲状腺結節 ·· 58

4 甲状腺の悪性腫瘍

乳頭癌 ·· 60
- **検査；伊藤病院現場からのコツ** 胸鎖乳突筋によるアーチファクトの対応　65

微小癌 ·· 66
- **検査；伊藤病院現場からのコツ** 峡部にある結節の描出のコツ　69

濾胞型乳頭癌 ·· 70
- **検査；伊藤病院現場からのコツ** 甲状腺撮影時の体位について　73

びまん性硬化型乳頭癌 ·· 74
濾胞癌（濾胞腺腫） ·· 76
髄様癌 ·· 82
低分化癌 ·· 86
未分化癌 ·· 90
- **甲状腺検査ミニマムエッセンス** 伊藤病院での超音波検査トレーニングについて　93

5 稀な腫瘍

- 硝子化索状腫瘍 ... 94
- 胸腺様分化を示す癌 ... 96
  - コラム　緊急報告について　99
- 孤立性線維性腫瘍 ... 100

6 その他の疾患

- リンパ腫 ... 102
  - コラム　手術術式からみた超音波検査のポイント　107
- リンパ節転移 ... 110
  - 甲状腺検査ミニマムエッセンス　伊藤病院のアイソトープ検査　113
- 他臓器転移 ... 114
- 正中頸嚢胞（甲状舌管嚢胞） ... 116
  - 甲状腺検査ミニマムエッセンス　CT検査と超音波検査の利点・欠点　117
- 側頸嚢胞 ... 118
- 食道憩室 ... 120

7 その他

- 迷入胸腺 ... 122
  - 甲状腺検査ミニマムエッセンス　副甲状腺ホルモンの測定　125
- 異所性甲状腺 ... 126
  - 甲状腺検査ミニマムエッセンス　原発性副甲状腺機能亢進症のアイソトープ検査　129

8 副甲状腺の疾患

- 副甲状腺腺腫 ... 130
  - 検査；伊藤病院現場からのコツ　紛らわしい超音波像（副甲状腺）　134
- 副甲状腺過形成 ... 136
- 副甲状腺癌 ... 138
  - 検査；伊藤病院現場からのコツ　紛らわしい超音波像（神経鞘腫）　140
- 副甲状腺嚢胞 ... 142
- 索　引 ... 145

執筆者一覧

監修
伊藤　公一　　伊藤病院　院長

編集
北川　亘　　伊藤病院　診療技術部　部長

執筆者
北川　亘　　伊藤病院　診療技術部　部長
天野　高志　　伊藤病院　診療技術部臨床検査室　主任
遠藤　千春　　伊藤病院　診療技術部臨床検査室
佐々木栄司　　伊藤病院　診療技術部臨床検査室
谷口真理子　　伊藤病院　診療技術部臨床検査室
古田真理子　　伊藤病院　診療技術部臨床検査室

コラム担当者
北川　亘　　伊藤病院　診療技術部　部長
青木　裕美　　伊藤病院　診療技術部臨床検査室
阿部美佐緒　　伊藤病院　診療技術部臨床検査室
池田　萌子　　伊藤病院　診療技術部臨床検査室
井下安希子　　伊藤病院　診療技術部放射線検査室
柿沼紗耶香　　伊藤病院　診療技術部臨床検査室
片山　治紀　　伊藤病院　診療技術部放射線検査室
小松　恵　　伊藤病院　診療技術部臨床検査室
斎藤　沙紀　　伊藤病院　診療技術部臨床検査室
佐々木晶子　　伊藤病院　診療技術部臨床検査室
高山　知里　　伊藤病院　診療技術部臨床検査室
田中美咲季　　伊藤病院　診療技術部臨床検査室
長澤　倫子　　伊藤病院　診療技術部放射線検査室
中村　奈月　　伊藤病院　診療技術部臨床検査室
萩原　愛　　伊藤病院　診療技術部臨床検査室
長谷川明美　　伊藤病院　診療技術部臨床検査室
宮﨑　直子　　伊藤病院　診療技術部臨床検査室　室長
渡辺　亜美　　伊藤病院　診療技術部臨床検査室

執筆協力者
國井　葉　　伊藤病院　内科
近藤　哲夫　　山梨大学医学部　人体病理学講座　准教授
荒井　映帆　　伊藤病院　診療技術部臨床検査室
石井　梓沙　　伊藤病院　診療技術部臨床検査室
石森　瑞樹　　伊藤病院　診療技術部臨床検査室
植木　輝　　伊藤病院　診療技術部臨床検査室　主任
大野　寿子　　伊藤病院　診療技術部臨床検査室
川浪　智彦　　伊藤病院　診療技術部放射線検査室
工藤　友子　　伊藤病院　診療技術部臨床検査室
佐野　千夏　　伊藤病院　診療技術部臨床検査室
鹿野みゆき　　伊藤病院　診療技術部臨床検査室
鈴木満美子　　伊藤病院　診療技術部臨床検査室
祖父江麻奈美　　伊藤病院　診療技術部臨床検査室
須田　大貴　　伊藤病院　診療技術部臨床検査室
高橋菜央子　　伊藤病院　診療技術部臨床検査室　主任
田中　克昌　　伊藤病院　診療技術部臨床検査室　主任
田中　留理　　伊藤病院　診療技術部臨床検査室
田村　恵　　伊藤病院　診療技術部臨床検査室
辻　仁　　伊藤病院　診療技術部放射線検査室　室長
德井　理絵　　伊藤病院　診療技術部臨床検査室
冨澤今日子　　伊藤病院　診療技術部臨床検査室
中西　崇仁　　伊藤病院　診療技術部放射線検査室　主任
西風　亮子　　伊藤病院　診療技術部臨床検査室
沼田　美紅　　伊藤病院　診療技術部放射線検査室
藤澤　俊道　　伊藤病院　診療技術部臨床検査室
古田奈津子　　伊藤病院　診療技術部臨床検査室
増田　裕太　　伊藤病院　診療技術部放射線検査室　主任
松本美沙紀　　伊藤病院　診療技術部臨床検査室
畑田　和哉　　伊藤病院　診療技術部臨床検査室
丸山　智子　　伊藤病院　診療技術部臨床検査室
三井　瑠衣　　伊藤病院　診療技術部臨床検査室
宮岡　拓未　　伊藤病院　診療技術部臨床検査室
渡辺　正好　　伊藤病院　診療技術部放射線検査室

（2017年10月現在）

■ 動画閲覧方法

「伊藤病院ではこう診る！甲状腺疾患超音波アトラス」ではWeb動画88本を収録しており，下記ステップの手順にてご覧頂くことができます．

ステップ❶

全日本病院出版会ホームページの「伊藤病院ではこう診る！甲状腺疾患超音波アトラス」商品ページへアクセスしてください（スマートフォン，タブレット端末の方はQRコードでもアクセスできます）．

URL
http://www.zenniti.com/f/b/show/b01/975/zc01/8.html

ステップ❷

動画アイコンをクリックしてください（閲覧時期により，動画アイコンの掲載場所が見本と異なる場合がございます）．

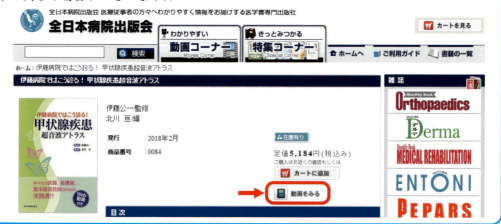

ステップ❸

パスワード画面にて下記パスワードを入力してください．

thyroid88

ステップ❹

視聴したい動画をクリックしてご視聴ください（YouTubeとなります）．
右側の動画一覧ページにて，詳細な関連図番号を掲載しております．そちらも合わせてご活用ください．
（なお，視聴時の通信費用はお客様負担となります．あらかじめご了承下さい）

■ 動画一覧

動画1	正常甲状腺 1-①			
動画2	正常甲状腺 1-②	本文中の症例		
動画3	正常甲状腺 1-③	と異なります		
動画4	正常甲状腺 1-④	が正常症例の動画です		
動画5	バセドウ病 1-①			
動画6	バセドウ病 1-②	図1		
動画7	バセドウ病 1-③			
動画8	バセドウ病 1-④			
動画9	バセドウ病 2-①			
動画10	バセドウ病 2-②	図2		
動画11	バセドウ病 2-③			
動画12	バセドウ病 2-④			
動画13	橋本病(慢性甲状腺炎)1-①	図2		
動画14	橋本病(慢性甲状腺炎)1-②			
動画15	亜急性甲状腺炎 1-①			
動画16	亜急性甲状腺炎 1-②	図2		
動画17	亜急性甲状腺炎 1-③			
動画18	亜急性甲状腺炎 1-④			
動画19	腺腫様甲状腺腫 1-①	図1		
動画20	腺腫様甲状腺腫 1-②			
動画21	腺腫様甲状腺腫 2-①	図2		
動画22	腺腫様甲状腺腫 2-②			
動画23	腺腫様甲状腺腫 3-①	図3		
動画24	腺腫様甲状腺腫 3-②			
動画25	乳頭癌 1-①	図2		
動画26	乳頭癌 1-②			
動画27	乳頭癌 2	図3		
動画28	乳頭癌 3	図4		
動画29	乳頭癌 4-①	図5		
動画30	乳頭癌 4-②			
動画31	乳頭癌 5-①	図6		
動画32	乳頭癌 5-②			
動画33	微小癌 1	図1		
動画34	微小癌 2-①	図2		
動画35	微小癌 2-②			
動画36	微小癌 3	図3		
動画37	びまん性硬化型乳頭癌 1-①	図2		
動画38	びまん性硬化型乳頭癌 1-②			
動画39	濾胞癌(濾胞腺腫)1	図1		
動画40	濾胞癌(濾胞腺腫)2	図2		
動画41	濾胞癌(濾胞腺腫)3-①	図3		
動画42	濾胞癌(濾胞腺腫)3-②			
動画43	濾胞癌(濾胞腺腫)4-①	図4		
動画44	濾胞癌(濾胞腺腫)4-②			
動画45	濾胞癌(濾胞腺腫)5-①	図5		
動画46	濾胞癌(濾胞腺腫)5-②			
動画47	髄様癌 1-①			
動画48	髄様癌 1-②	図2		
動画49	髄様癌 1-③			
動画50	髄様癌 1-④			
動画51	低分化癌 1-①	図5		
動画52	低分化癌 1-②			
動画53	低分化癌 2-①	図6		
動画54	低分化癌 2-②			
動画55	未分化癌 1-①			
動画56	未分化癌 1-②	図1		
動画57	未分化癌 1-③			
動画58	未分化癌 1-④			
動画59	リンパ腫 1-①			
動画60	リンパ腫 1-②	図7		
動画61	リンパ腫 1-③			
動画62	リンパ腫 2-①			
動画63	リンパ腫 2-②	図8		
動画64	リンパ腫 2-③			
動画65	リンパ腫 3-①	図2		
動画66	リンパ腫 3-②			
動画67	リンパ腫 4-①	図4		
動画68	リンパ腫 4-②			
動画69	リンパ節転移 1-①	図2		
動画70	リンパ節転移 1-②			
動画71	リンパ節転移 2-①	図4		
動画72	リンパ節転移 2-②			
動画73	正中頸嚢胞(甲状舌管嚢胞)1-①	図1		
動画74	正中頸嚢胞(甲状舌管嚢胞)1-②			
動画75	食道憩室 1	図1		
動画76	食道憩室 2	図2		
動画77	食道憩室 3-①	図3		
動画78	食道憩室 3-②			
動画79	迷入胸腺 1-①	図2		
動画80	迷入胸腺 1-②			
動画81	正常胸腺 1			
動画82	副甲状腺腺腫 1-①			
動画83	副甲状腺腺腫 1-②	図1		
動画84	副甲状腺腺腫 1-③			
動画85	副甲状腺腺腫 2	図3		
動画86	副甲状腺癌 1-①			
動画87	副甲状腺癌 1-②	図1		
動画88	副甲状腺癌 1-③			

略語一覧

A・C
AF	atrial fibrillation	心房細動
CCA	common carotid artery	総頸動脈
CEA	carcinoembryonic antigen	癌胎児性抗原
CT	calcitonin	カルシトニン
CT	computerized tomography	コンピューター断層撮影法

D・F
DLBCL	diffuse large B-cell lymphoma	びまん性大細胞型B細胞リンパ腫
FFT	fast Fourier transform	高速フーリエ変換
FT_3	free triiodothyronine	遊離トリヨードサイロニン
FT_4	free thyroxine	遊離サイロキシン

H～L
HPT	hyperparathyroidism	副甲状腺機能亢進症
ITET	intrathyroidal epithelial thymoma	甲状腺内上皮胸腺腫
JV	jugular vein	頸静脈
LN	lymph node	リンパ節

M
MALT	mucosa-associated lymphoid tissue	粘膜関連リンパ組織型節外性辺縁帯リンパ腫
MDP	^{99m}Tc-methylene diphosphonate	骨シンチグラフィ
MIBG	^{123}I-meta-iodobenzylguanidine	副腎髄質シンチグラフィ
MIBI	^{99m}Tc-methoxy-isobutyl-isonitrile	副甲状腺シンチグラフィ

P～S
PTH	parathyroid hormone	副甲状腺ホルモン
RI	radioactive isotope	放射性同位元素
SPECT	single photon emission computed tomography	単一フォトン放射断層撮影装置
STC	sensitivity time control	感度時間制御

T
TBII	TSH-binding inhibitor immunoglobulin(s)	TSH結合阻害免疫グロブリン
Tg	thyroglobulin	サイログロブリン
TgAb	anti-thyroglobulin antibody	抗サイログロブリン抗体
TMNG	toxic multinodular goiter	中毒性多結節性甲状腺腫
TPOAb	anti-thyroid peroxidase antibody	抗甲状腺ペルオキシダーゼ抗体
TR	trachea	気管
TRAb	TSH receptor antibody	TSH受容体抗体
TSH	thyroid stimulating hormone	甲状腺刺激ホルモン

V
VA	vertebral artery	椎骨動脈

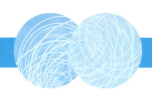

欧文タイトル一覧

※（　）内は掲載ページ

Aberrant thymus (122)	迷入胸腺	
Acute suppurative thyroiditis (50)	急性化膿性甲状腺炎	
Adenomatous goiter (54)	腺腫様甲状腺腫	AG
Autonomously functioning thyroid nodule (58)	機能性甲状腺結節	AFTN
Carcinoma showing thymus-like differentiation (96)	胸腺様分化を示す癌	CASTLE
Ectopic thyroid (126)	異所性甲状腺	
Esophageal diverticulum (120)	食道憩室	
Follicular carcinoma (Follicular adenoma) (76)	濾胞癌（濾胞腺腫）	
Grave's disease (Morbus Basedow) (36)	バセドウ病	GD (MB)
Hashimoto disease (Chronic thyroiditis) (42)	橋本病（慢性甲状腺炎）	HD
Hyalinizing trabecular tumor (94)	硝子化索状腫瘍	HTT
Lateral cervical cyst (118)	側頸嚢胞	
Lymphoma (102)	リンパ腫	
Median cervical cyst (Thyroglossal duct cyst) (116)	正中頸嚢胞（甲状舌管嚢胞）	
Medullary carcinoma (82)	髄様癌	
Metastaric carcinoma of other organs (114)	他臓器転移	
Metastasis in lymph nodes (110)	リンパ節転移	
Microcarcinoma (66)	微小癌	
Normal thyroid (34)	正常甲状腺	
Painless thyroiditis (48)	無痛性甲状腺炎	PT
Papillary carcinoma (60)	乳頭癌	
Papillary carcinoma, diffuse sclerosing variant (74)	びまん性硬化型乳頭癌	
Papillary carcinoma, follicular variant (70)	濾胞型乳頭癌	
Parathyroid adenoma (130)	副甲状腺腺腫	
Parathyroid carcinoma (138)	副甲状腺癌	
Parathyroid cyst (142)	副甲状腺嚢胞	
Parathyroid hyperplasia (136)	副甲状腺過形成	
Poorly differentiated carcinoma (86)	低分化癌	
Solitary fibrous tumor (100)	孤立性線維性腫瘍	SFT
Subacute thyroiditis (46)	亜急性甲状腺炎	SAT
Undifferentiated (anaplastic) carcinoma (90)	未分化癌	

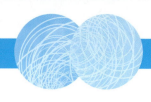

伊藤病院　検査項目案内

※伊藤病院にて実際に患者様へ配布している資料を改変

	検査項目	正式名	説　明	基準範囲（単位）
甲状腺機能検査	FT_3	遊離トリヨードサイロニン	甲状腺から分泌される甲状腺ホルモンです．細胞の新陳代謝を盛んにし，新生児や子供の発達・成長にも不可欠なホルモンです．ヨウ素を4個持っているものがFT_4，ヨウ素を3個持っているものがFT_3です．	2.2 ～ 4.3 (pg/mL)
	FT_4	遊離サイロキシン		0.8 ～ 1.6 (ng/dL)
	TSH	甲状腺刺激ホルモン	甲状腺ホルモンの分泌を促すホルモンで，脳下垂体から分泌されます．	0.2 ～ 4.5 (μIU/mL)
甲状腺抗体検査	TRAb	抗TSHレセプター抗体	甲状腺を刺激する自己抗体（注1）で，バセドウ病では90％以上が陽性を示します．	2.0未満 (IU/L)
	TSAb	甲状腺刺激抗体	TRAbと同じく，甲状腺を刺激する自己抗体（注1）で，バセドウ病では陽性を示す確率が高いです．	120以下 (%)
	TgAb	抗サイログロブリン抗体	甲状腺でつくられるサイログロブリンという蛋白質に対する自己抗体（注1）です．慢性甲状腺炎（橋本病）で陽性となることが多く，バセドウ病でも陽性となることがあります．	40以下 (IU/mL)
	TPOAb	抗甲状腺ペルオキシダーゼ抗体	甲状腺ペルオキシダーゼという酵素に対する自己抗体（注1）です．慢性甲状腺炎（橋本病）で陽性となることが多く，バセドウ病でも陽性となることがあります．慢性甲状腺炎（橋本病）の診断の指標として用いられていますが，値が高いから重症，病気が進行しやすいなどを判断するものではありません．	28以下 (IU/mL)
甲状腺関連蛋白質検査	HTg	サイログロブリン	甲状腺の細胞で作られる蛋白質です．この蛋白質は甲状腺ホルモンの産生や，作られたホルモンを貯蔵する役割をしています．結節性甲状腺腫以外に亜急性甲状腺炎，バセドウ病や慢性甲状腺炎などでも上昇します．腫瘍マーカーとして，甲状腺悪性腫瘍の甲状腺全摘出術後の経過観察に用いられますが，良性の病変でも上昇することがあるため，高値＝悪性とは限りません．	33.7以下 (ng/mL)
副甲状腺検査	PTH－I	副甲状腺ホルモン	副甲状腺で作られるホルモンです．血液中のカルシウム濃度を調節する作用があり，分泌が高まると，骨に蓄えられているカルシウムが血液中に放出され，血液中のカルシウムが増加します．	15 ～ 65 (pg/mL)

（注1）自己抗体：細菌やウイルスなどの微生物や異物が体の中に侵入してくるとこれらに抵抗する物質（抗体）が作られます．しかし何らかの原因で，自分の細胞に対して抗体をつくってしまい自分の体を攻撃してしまうことがあります．この抗体を"自己抗体"といいます．

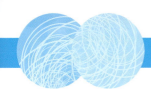 関連書籍の「LINK」を活用しよう！

本書「II章 各論」の各項目におきまして，一部文末に「LINK」マークを設けています．LINK先としては，2012年11月刊行の

『実地医家のための甲状腺疾患診療の手引き―伊藤病院・大須診療所式―』
　　　　　　　　　　　　　　　　　（監修：伊藤公一，編集：北川 亘，向笠浩司，渋谷 洋）

の関連ページを示しています．

例）
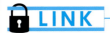 LINK
バセドウ病の詳しい病態については『実地医家のための甲状腺疾患診療の手引き』（全日本病院出版会）のp.63〜108をご参照下さい．

各項目の詳しい病態につきましては，関連書籍をぜひご活用ください．

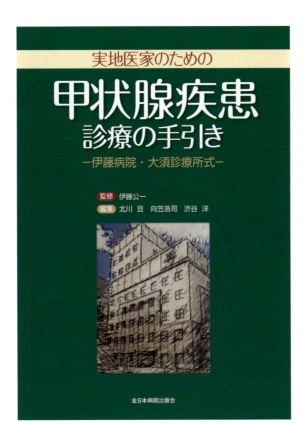

I章 総論

I章 総論
超音波検査に必要な甲状腺の解剖

■ 位置と外形

　甲状腺は左右の側葉と峡部からなる蝶形の臓器である．ベリー靱帯で気管に付着し固定されている．甲状腺が甲状軟骨の前面で舌骨に向かって伸びている場合は錐体葉と呼び，48.3～79.0%[1]に認められる．一般的に男性は女性より甲状腺の位置が低い．

　大きさは健常成人で縦4～4.5 cm，横1～2 cm，厚さ1～2 cm，重さは約15 gである．正常の大きさの甲状腺は通常触診で触知できない．

■ 血管（図1～3）

　甲状腺は主に上・下甲状腺動脈と上・中・下甲状腺静脈で支配されている．上甲状腺動脈は外頸動脈の第一分枝であり，下甲状腺動脈は鎖骨下動脈の甲状頸動脈幹から分枝する．上・中甲状腺静脈は内頸静脈に流入し，下甲状腺静脈は内頸静脈または腕頭静脈に流入する．また最下甲状

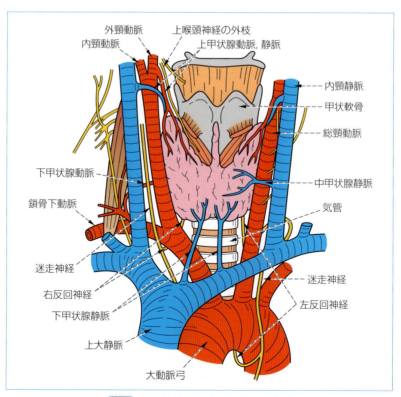

図1　甲状腺の解剖（血管と神経）

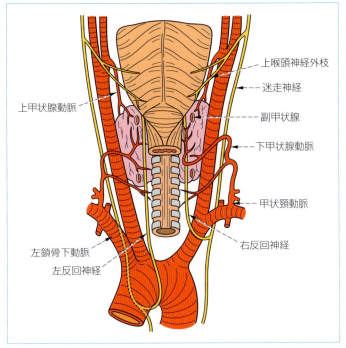

図2 甲状腺，周囲臓器の背面図

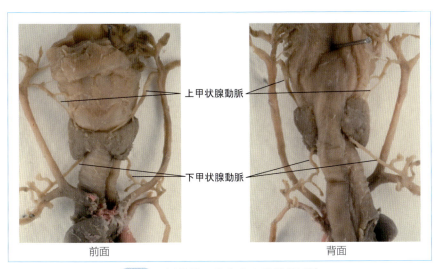

図3 甲状腺に分布する動脈（胎児）

上甲状腺動脈は外頸動脈より分枝し，下甲状腺動脈は鎖骨下動脈の甲状頸動脈幹から分枝する（着色ラテックスゴムを注入し作成）．

（文献1より）

腺動脈が認める場合があり，多くは腕頭動脈から，稀に総頸動脈，大動脈弓，内胸動脈から直接分枝している．

■ 神経（図1, 2）

上喉頭神経は迷走神経の下神経節から分枝し，外枝は甲状腺と輪状甲状腺の間を走行し，輪状

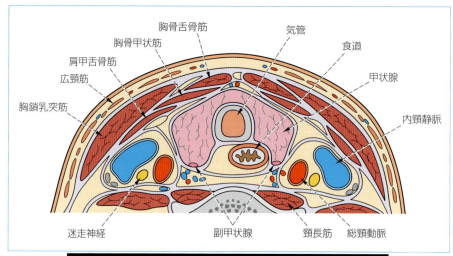

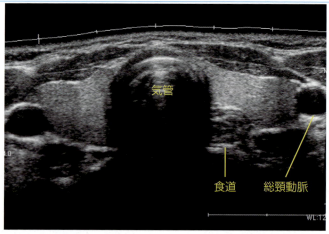

図4 甲状腺の解剖(横断面)と超音波像

甲状筋に分布する運動神経である．麻痺すると術後，高音や強い声が出せなくなる．

　反回神経は声帯の運動を司っている．麻痺すると嗄声やむせが出現し，両側麻痺では声帯が正中固定となり窒息する．左右の迷走神経が，右は鎖骨下動脈，左は大動脈弓を分枝・反回し，左右の反回神経となる．右反回神経は気管からやや離れて上行するが，左反回神経は気管食道溝を上行する．稀に非反回下喉頭神経(non-recurrent inferior laryngeal nerve)が0.5〜1.0％[2]に認められる．ほとんどが右側で右鎖骨下起始異常が認められるため，術前の超音波検査で右総頸動脈が右鎖骨下動脈に合流するところまで確認することが有用である[3]．頸部CTで鎖骨下動脈起始異常(aberrant right subclavian artery)を確認することも重要である(総論「超音波検査と併用される各種検査」p.20〜25参照)．

■副甲状腺

　過剰腺を認める場合もあるが，副甲状腺は甲状腺外側から背面にそって左右，上下計4腺で形成される．

　正常副甲状腺の大きさは米粒大で，重さは約30〜50 mgである．

上副甲状腺は第四鰓嚢由来，下副甲状腺は第三鰓嚢由来である．第三鰓嚢からは胸腺も発生し下副甲状腺とともに下降するので，下副甲状腺では位置異常の頻度が高くなる．

■筋　肉

　甲状腺前面には前方から胸骨舌骨筋，胸骨甲状筋があり，胸骨舌骨筋の外側に肩甲舌骨筋がある．また，胸鎖乳突筋が側頭骨の乳様突起から前下方に斜めに走っている．
　甲状腺の横断面解剖と超音波像を 図4 に示した．

■文　献

1）北川　亘：ヒト胎児の甲状腺に分布する動脈．日医大誌．60：140-155，1993．
2）杉野圭三ほか：甲状腺手術における nonrecurrent inferior laryngeal nerve 確認の重要性．内分泌外科．15：121-126，1998．
3）佐藤伸也ほか：反回下喉頭神経の術前診断：CT および超音波検査の有用性．日耳鼻．116：793-801，2013．

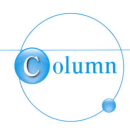

伊藤病院の紹介

　伊藤病院は昭和12年（1937年）に甲状腺疾患専門病院として初代伊藤 尹（ただす）院長により渋谷区表参道に開設されました．伊藤 尹院長はもともと病理医でありましたが，甲状腺疾患に関心を持ち外科医に転身し，大分県別府市の野口病院で副院長を務めたあと開業しています．その後，伊藤國彦院長，伊藤公一院長と血縁三代にわたって同じ診療姿勢を受け継ぎ（図1），2017年創立80周年を迎えます．

　基本方針は「甲状腺疾患専門病院としての業務に徹する」ことであり，職員が一丸となって伊藤病院の理念である「甲状腺を病む方々のために」（図2）診療，研究にあたっています．国内でも数少ないアイソトープの入院治療設備を備えており，より安全でスムースな診療の提供を目指し，最新の医療技術，医療機器，ITの導入に積極的に取り組んでおります．2016年の診療実績を図3に示しました．

　また，病院全体として医師，スタッフが積極的に関与し2010年5月にISO9001認定を取得し，臨床検査室が2013年11月にISO15189認定を取得しています．

　学術活動では，国内外での学会発表，論文発表をはじめ，クリニカルカンファレンス，伊藤病院研究会，伊藤病院フォーラムを開催し，日々研鑽を積んでおります．また，院内組織の縦のつながりだけでなく横のつながりも大切にしており，院内の円滑なコミュニケーションを図る目的で，年間行事も多数（院長お誕生日会，明治神宮参拝，職員旅行，ビールパーティ，お月見の会，懇親会，納会など）行われます．

　関連施設として2004年に開設された名古屋の医療法人社団甲仁会大須診療所（2018年1月より名古屋甲状腺診療所に名称変更）（図4）があり，2017年11月に北海道にさっぽろ甲状腺診療所（図5）が開設されました．

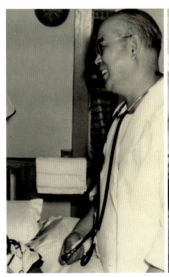
初代院長
伊藤 尹
1939年10月～1959年3月

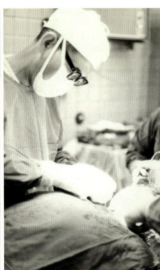
二代目院長
伊藤國彦
1959年3月～1998年1月

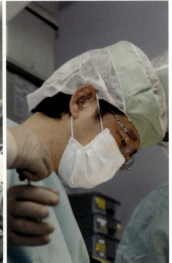
三代目院長
伊藤公一
1998年1月～現在

図1

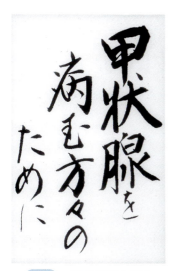

図2　伊藤病院の理念
伊藤病院内に多数掲げられている伊藤公一院長の恩師である故藤本吉秀医学博士（元東京女子医大内分泌外科教授）による書．

* 東京都渋谷区神宮前 4-3-6
* 病床数 60 床（一般病床：53 床，アイソトープ治療病床：7 床）
* 診療科　内科 / 外科 / 放射線科
* 2016 年度実績
　　　新患数 26,629 人

のべ外来患者（人）		採血（回）		超音波（回）		年間手術数	平均在院日数
/年	/日	/年	/日	/年	/日		
368,707	1,256	339,457	1,157	108,040	390	1,932	5.86

* 常勤職員数（253 人）
　医師 31 人，看護師 93 人，臨床検査技師 43 人
　放射線技師 9 人，薬剤師 13 人，栄養士 2 人，事務系 62 人
　　　　　　　　　　　　　　　　（2016 年 12 月 31 日現在）

図3　伊藤病院概要

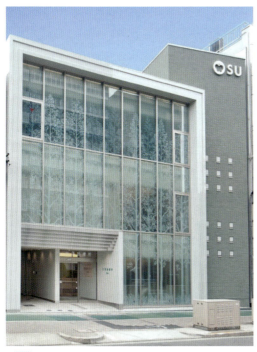

図4　名古屋甲状腺診療所（旧称：大須診療所）

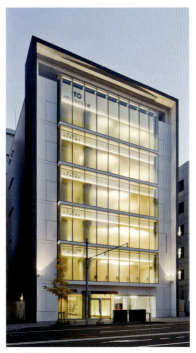

図5　さっぽろ甲状腺診療所

I章 総論
超音波検査装置・機器の使い方

■ 超音波検査装置

　汎用超音波画像診断装置を用いる．

　電子走査型でフレームレートは10 fps（frame per sec：東芝メディカルシステムズ社の表記）以上必要と考えられる．

　近年の超音波装置はより鮮明な画質を得るために様々なパラメータが搭載されている．基本となる設定をプリセット化し迅速に検査を行うことが望ましい．

■ プローブ・周波数

　基本的にはリニア式プローブを用い，視野幅を広く描出する場合は台形スキャンを使用する．

　現在では10 MHz以上が望ましいとされているが，患者の体格や患部領域により適宜周波数帯域の設定を調整する．

■ 超音波ドプラ法

　血流を可視化・定量化することで，良悪の鑑別，組織診断への応用，治療法の選択と治療効果判定などに使用される．

　血流を可視化する方法として，方向性も解析されるカラードプラ法とblooming（はみ出し現象）を抑えたドプラ法が各社から開発されている．また，方向性を持たないパワードプラ法や，より低流速血流の情報を得られる機能などがある．

　定量化方法としてパルスドプラ法により特定部位の流れを測定し，FFT（fast Fourier transform：高速フーリエ変換）解析することで血流速度・血管抵抗性を求める方法がある．

■ 超音波エラストグラフィ

　結節の硬さを解析し鑑別する方法は，用手圧迫によりひずみから画像化する（strain elastography），音響放射圧による画像化する（ARFI imaging），剪断弾性波伝搬速度を画像化する（shear wave elastography）ものなどがある．

■ 文　献

1) 小笠原正文：A 使用装置．日本乳腺甲状腺超音波医学会編．甲状腺超音波診断ガイドブック．第3版．南江堂，p.1，2016．
2) 宮川めぐみ，宮本幸夫：D ドプラ法．日本乳腺甲状腺超音波医学会編．甲状腺超音波診断ガイドブック．第3版．南江堂，p.4-5，2016．
3) 鈴木眞一：Ⅷ 超音波エラストグラフィ．日本乳腺甲状腺超音波医学会編．甲状腺超音波診断ガイドブック．第3版．南江堂，p.175-176，2016．

I章 総論

伊藤病院における超音波検査
1）超音波検査の実際

■ 超音波検査の現状

　頸部超音波検査は初診時のファーストチョイスとなる検査である．また，非侵襲的で被ばくがないため，繰り返し検査ができるところが利点である．超音波機器の発達や穿刺吸引細胞診技術の向上に伴い，ミリ単位の微小癌も診断できるようになってきている．

　当院初診時は，甲状腺機能検査と超音波検査を必ず施行する．図1 に年次別外来延べ患者数の推移を，図2 に年次別超音波検査施行数の推移を示した．外来患者数の増加に伴い超音波検査も年々増加傾向にあり，2016年は年間114,526件となっている．平均すると1日につき約390件の超音波検査を施行している．また，当院の超音波検査室は11ブースに分かれている（図3）．

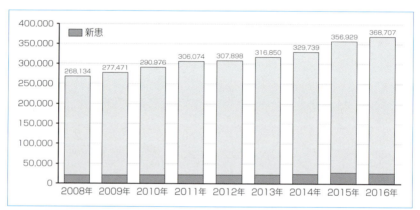

図1　年次別外来延べ患者数の推移（2008〜16年，伊藤病院症例）

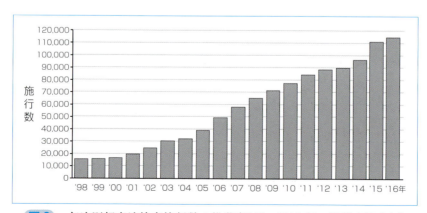

図2　年次別超音波検査施行数の推移（1998〜2016年，伊藤病院症例）

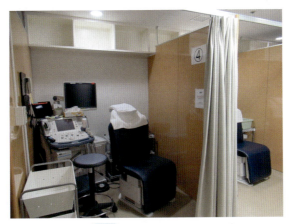

図3　超音波検査室

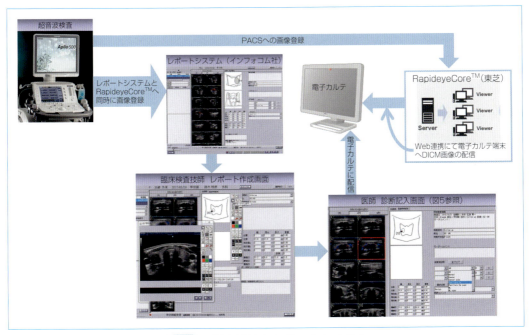

図4　超音波検査レポートシステム

■超音波検査レポートシステム

　当院の超音波検査レポートシステムを 図4 に示した．臨床検査技師が当院の甲状腺超音波検査マニュアルに基づき，超音波画像を撮影する．その後，撮像された超音波画像はレポートシステム（インフォコム社）と RapideyeCore™（東芝）へ同時に登録される．次に，臨床検査技師が超音波検査結果レポート作成画面に撮像した超音波画像を選択し，シェーマおよび臨床検査技師から医師に対するコメントを記載する．このシェーマは当院の甲状腺超音波トレーニングマニュアルに基づいて決定されており，甲状腺の大きさ，腫瘍ごとの腫瘤の大きさ，術後のマークなどが記載される．また，甲状腺シェーマ内には悪性度が強いと考えられる順に番号がつき，腫瘍の計測値が記載される．リンパ節や甲状腺外の病変と考えられるものは甲状腺以外を記載するシェーマに記載される（コラム「伊藤病院の超音波検査結果レポートの紹介」p.31, 32 参照）．超音波検査

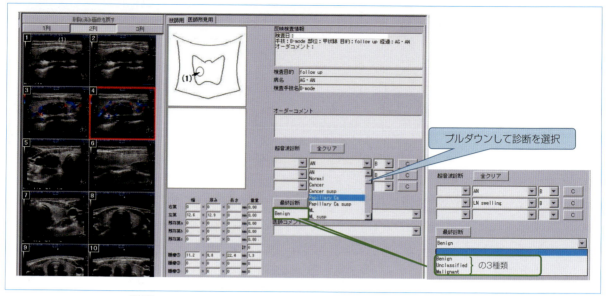

図5　医師の超音波診断記入画面(超音波検査レポートシステム)

表1　主な超音波診断名

び慢性甲状腺腫	Atrophic thyroid	Follicular Ca susp
AG	Destructive	Follicular lesion
AN	Extra thyroid mass	Cyst
Normal	脂肪腫	Simple
Cancer	正中頸嚢胞	Follicular Ca
Cancer susp	食道憩室	SLT
Papillary Ca	片葉欠損	Lateral cyst
Papillary Ca susp	バセドウ病	Adenoma
ML	Hashimoto-D	1° HPT
ML susp	中間型	2nd HPT
Follicular tumor	急性化膿性甲状腺炎	AFTN
LN meta	異所性甲状腺腫	TMNG
LN swelling	AGC	顎下腺
LN meta susp	ANC	耳下腺
Para swelling	Micro Ca	副甲状腺
Para Cyst	Micro Ca susp	その他
SAT		

AG：adenomatous goiter
AN：adenomatous nodule
ML：malignant lymphoma
LN：lymph node
meta：metastasis
Para：parathyroid
SAT：subacute thyroiditis
AGC：adenomatous goiter with cystic change
ANC：adenomatous nodule with cystic change
SLT：silent thyroiditis
HPT：hyperparathyroidism
AFTN：autonomously functioning thyroid nodule
TMNG：toxic multinodular goiter

　時，至急の対応が必要と考えられる未分化癌や悪性リンパ腫，進行癌を疑うときは，緊急報告として臨床検査技師から担当医にすぐに連絡が入る体制をとっている．

　臨床検査技師が撮像した超音波画像および記載したシェーマ，コメントはレポートシステムに反映され，医師がその撮像画像とシェーマ，コメントを確認し，診断を入力する(図5)．主な超音波診断を表1に示した．また，当院は超音波診断を malignant(悪性)，unclassified(鑑別困難)，benign(良性)に3分類している．

　その後診断が記入されたレポートは電子カルテ内の超音波検査結果に反映される．超音波診断は日本超音波医学会が公示している甲状腺結節(腫瘤)超音波診断基準[1](表2)を基準にしている．

表2　甲状腺結節(腫瘤)超音波診断基準
(文献1より)

	＜主＞				＜副＞	
	形　状	境界の明瞭性・性状	内部エコー		微細高エコー	境界部低エコー帯
			エコーレベル	均質性		
良性所見	整	明瞭平滑	高〜低	均質	(－)	整
悪性所見	不整	不明瞭粗雑	低	不均質	多発	不整/なし

＜付記＞

1. 超音波所見として客観的評価のなかから有用性が高い(明らかなもの)を「主」とした．また，悪性腫瘍の90％を占める乳頭癌において特徴的であるが，主所見に比べ有所見率の統計学的差違が低い所見を「副」とした．
2. 内部エコーレベルが高〜等は良性所見として有用である．
3. 粗大な高エコーは良性悪性いずれにもみられる．
4. 所属リンパ節腫大は悪性所見として有用である．
5. 良性所見を呈する結節の多くは，腺腫様甲状腺腫，濾胞腺腫である．
6. 悪性所見を呈する結節の多くは，乳頭癌，濾胞癌，髄様癌，悪性リンパ腫，未分化癌である．
7. 良性所見を呈しうる悪性疾患は，微少浸潤型濾胞癌および10 mm以下の微小乳頭癌・髄様癌・悪性リンパ腫である．
   (1) 微少浸潤型濾胞癌は，良性所見を示すことが多い．
   (2) 10 mm以下の微小乳頭癌は，境界平滑で高エコーを伴わないことがある．
   (3) 髄様癌は，甲状腺上極1/3に多く，良性所見を呈することがある．
   (4) 悪性リンパ腫は，橋本病を基礎疾患とすることが多く，境界明瞭，内部エコー低，後方エコー増強が特徴的である．
8. 悪性所見を呈しうる良性疾患は，亜急性甲状腺炎，腺腫様甲状腺腫である．
   (1) 亜急性甲状腺炎は，炎症部位である低エコー域が悪性所見を呈することがある．
   (2) 腺腫様甲状腺腫では，境界部エコー帯を認めない場合や境界不明瞭なことがある．

■文　献

1) 日本超音波医学用語・診断基準委員会：甲状腺結節(腫瘤)超音波診断基準．超音波医学．38：667-668，2011．

I章 総論

伊藤病院における超音波検査
2) 超音波検査の体位と手順

■ 体　位

　検査には，椅子型診察台を使用しており，検査時には椅子の背もたれを倒し，頸部を十分伸展させる（図1）．

　超音波ゼリーを頸部前面に適量塗布して検査する．冬季は暖めて使用する．

　着衣の襟周りがゼリーで汚れないようティッシュで襟周りを覆って検査する（図2）．

　頸椎損傷やめまい，背骨の弯曲が強い場合などで背もたれを倒せない場合は座位にて検査を行う．

　乳幼児の場合は，母親の腹部に仰向けに抱いてもらったまま検査をする．

　側頸部の観察は，顔を横に向けることで描出しやすくなる．

　甲状腺下極が鎖骨下に伸展していて観察し難い場合は，十分に息を吐き出してもらうことで，甲状腺が上がって描出しやすくなる．

■ 手　順

　甲状腺を横断走査と縦断走査で観察する．

　検査の順番は右葉の横断走査⇒右葉の縦断走査⇒峡部の横断走査⇒峡部の縦断走査⇒左葉の横断走査⇒左葉の縦断走査の順に全体を観察する．

　甲状腺の大きさ，実質の内部エコー，腫瘤の有無，腫瘤の性状，血流状態を観察する．

　注意点として，アーチファクトの軽減やフォーカス位置，深度調整，周波数調整などがある．

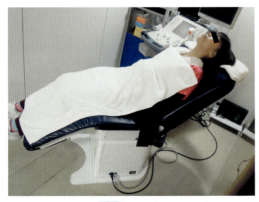

図1　体位1

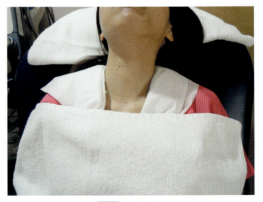

図2　体位2

I章 総論

伊藤病院における超音波検査
3) 甲状腺超音波検査の観察ポイント

■ 観察ポイント

　甲状腺および周囲のリンパ節を詳細に観察し，甲状腺病変の見落としを防ぐことが必要であるので，甲状腺を7区分，周囲を2区分して観察する（図1）[1]．

　甲状腺の7区分は以下の通りである．

　①甲状腺右葉上部，②甲状腺右葉中部，③甲状腺右葉下部，④甲状腺左葉上部，⑤甲状腺左葉中部，⑥甲状腺左葉下部，⑦甲状腺峡部

　また，周囲は⑧左右の頸動脈の外側領域，⑨オトガイ下，左右顎下腺領域も合わせて観察する．

　病変を見落としやすい部位を図2に示した[1]．

　①甲状腺の上極，②甲状腺の下極，③錐体葉と峡部，④甲状腺の背面，⑤気管の近傍，⑥腫瘍の近傍は，特に病変を見落としやすいので注意深く観察することが必要になる．また，大きな腫瘍が存在するとそちらの腫瘍が気になり，近傍の甲状腺癌を見落とすことがある（図3）．特に腺腫様甲状腺腫を合併した甲状腺癌は見落としやすくなるので，注意深く観察することが重要である．

　また，甲状腺癌が非常に小さい場合や腺腫様甲状腺腫を合併している場合は，リンパ節転移が確認されることによって甲状腺癌と診断されることもある．このため，超音波検査では甲状腺のみならず周囲のリンパ節に腫大がないかを丁寧に観察する必要がある（図4）．

　日本内分泌外科学会・日本甲状腺外科学会編の甲状腺腫瘍診療ガイドライン[2]や伊藤病院で独

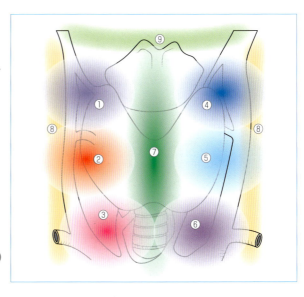

図1　甲状腺超音波検査の観察ポイント
- ①甲状腺右葉上部
- ②甲状腺右葉中部
- ③甲状腺右葉下部
- ④甲状腺左葉上部
- ⑤甲状腺左葉中部
- ⑥甲状腺左葉下部
- ⑦甲状腺峡部
- ⑧左右の頸動脈の外側領域
- ⑨オトガイ下，左右顎下腺領域

（文献1より引用）

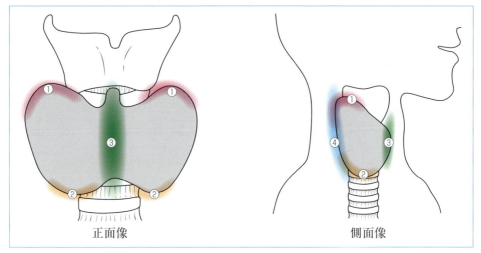

図2 甲状腺超音波検査で見落としやすいポイント
① 甲状腺の上極，② 甲状腺の下極，③ 錐体葉と峡部，④ 甲状腺の背面．
他に，気管の近傍，腫瘍の近傍がある．

（文献1より引用）

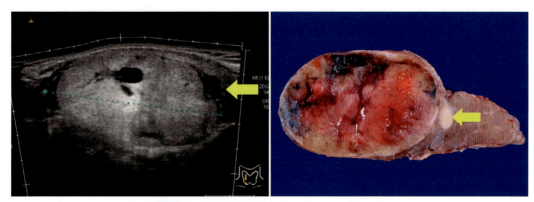

図3 腺腫様甲状腺腫に合併した甲状腺癌　　a|b
a：超音波検査（Bモード，縦断像）．矢印が甲状腺乳頭癌
b：摘出標本．矢印が甲状腺乳頭癌

自に作成した手術療法ガイドラインでは，リンパ節転移の判断に程度の差はあるが，甲状腺癌の手術術式はリンパ節転移の有無によって，甲状腺を全摘するか片葉切除に留めるかを判断している（コラム「手術術式からみた超音波検査のポイント」p.107〜109参照）．このため，甲状腺周囲のリンパ節腫大の観察は甲状腺手術の術式を決定するうえでも重要である．

　小児は胸腺が発達しているので，胸腺を甲状腺悪性腫瘍と診断することがないよう，超音波検査時に注意が必要である．また，甲状腺内に異所性に胸腺が存在（迷入胸腺）することもあり，甲状腺腫瘍，特に甲状腺乳頭癌と誤認しないことが必要である（図5）．

■ 副甲状腺超音波検査の観察ポイント（図6）[3]

　原発性副甲状腺機能亢進症では腫大した副甲状腺（病的副甲状腺）を同定することが最も重要になる．このため，甲状腺左右両葉の背側をはじめ，副甲状腺が存在すると考えられる下顎部から

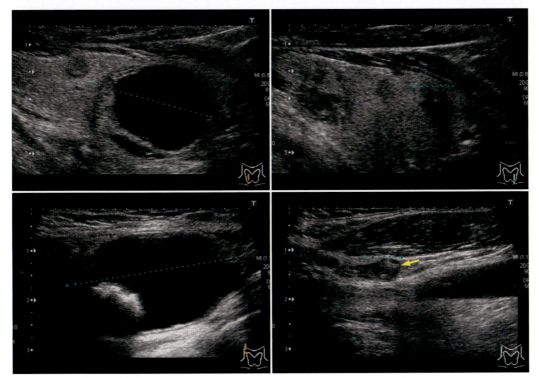

a	b
c	d

図4　頸部リンパ節転移から甲状腺癌と診断された症例

超音波検査（Bモード，縦断像）にて甲状腺は囊胞変性を伴う腺腫様甲状腺腫が疑われるが，悪性を疑う所見はなかった．また，右上内深頸リンパ節領域に，一部囊胞変性を伴う33.6 mmのリンパ節と6.0 mm大のリンパ節（矢印）を認め，超音波ガイド下穿刺吸引細胞診でともに乳頭癌のリンパ節転移と診断された．
甲状腺全摘＋右頸部外側区域リンパ節郭清術を施行した．病理組織診断では甲状腺右葉に3 mmの乳頭癌が認められた．

　　a：甲状腺右葉（縦断像）
　　b：甲状腺左葉（縦断像）
　　c，d：右上内深頸リンパ節

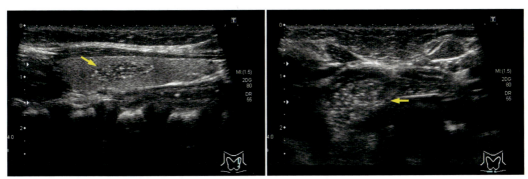

a	b

図5　小児の迷入胸腺と胸腺の超音波画像（Bモード）

　a：迷入胸腺（矢印）（縦断像）．甲状腺左葉に高エコースポットを認める．甲状腺乳頭癌と誤認しないことが重要である．
　b：胸腺（矢印）（横断像）．低エコーの中に高エコースポットを認める．悪性腫瘍と見間違わないことが大切である．

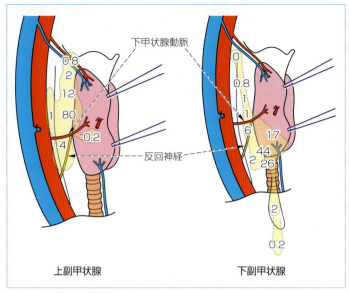

図6 副甲状腺の局在部位
黄色領域が通常の局在部位(%)
(文献3より引用改変)

胸腺まで，超音波検査で観察可能な部位は十分に検索する必要がある．上副甲状腺は第四鰓嚢，下副甲状腺は第三鰓嚢から発生し下降する．上副甲状腺に比べ下副甲状腺は胸腺とともに下降するので位置異常が多くなる．

上副甲状腺が最も多く存在する位置は，下甲状腺動脈と反回神経が交差する1cm頭側を中心に半径1cm以内の範囲で80%が存在し，その頭側の甲状腺上極背側に14%が存在する[3]．このため下甲状腺動脈の甲状腺流入部を確認し，その頭側から探索を始める．

下副甲状腺は，甲状腺下極付近に61%，thyrothymic ligament，あるいは胸腺舌部に26%が存在する[3]．

■ 文　献

1) 北川　亘：超音波検査．伊藤公一監．北川　亘ほか編．実地医家のための甲状腺疾患診療の手引き—伊藤病院・大須診療所式—．全日本病院出版会，p.26-29，2012．
2) 日本内分泌外科学会・日本甲状腺外科学会編：甲状腺腫瘍診療ガイドライン．金原出版，p.75-77，2010．
3) Åkerström G, et al：Surgical anatomy of human parathyroid glands. Surgery. 95(1)：14-21, 1984.

伊藤病院の超音波検査の変遷

　超音波は液体成分や軟組織の描出に優れており，実質臓器である甲状腺の描出に適しています．そのため伊藤病院では1987年より超音波検査を実施しています．当時は検査数も少なかったため，1台の超音波診断装置で行っておりましたが，現在は検査オーダーの増加に対応するため，11台の超音波診断装置を稼働させ検査を行っています．

　超音波診断装置は画像処理技術の向上により，（コントラストがある画像となり）甲状腺実質の変化や，微細な病変や深部の病変の形状の描出，ドプラ効果を応用した血流量の状態などが，短時間に描出できるようになりました．

　当院では甲状腺の全体像を把握しやすくするために甲状腺の横断像を一検査あたり3～4枚撮影しています．当初は水袋を患者様の首に乗せ，撮影が行われていました（図1，2）が，現在は検査部位を複数方向から走査し，得られた複数のデータを繋ぎ合わせて単一のデータとして取得するpanoramic viewという技術により，プローブを首に沿わせて動かすことで断層画像を撮影することができるようになりました（図3）．このことにより，患者様の検査時の圧迫感が軽減しました．Panoramic viewは合成された画像ではありますが広域の走査領域が観察可能であるため，全体像の把握に役立っています．

　また，検査用のベッドを背もたれが倒れる可動式の椅子に変更することで，患者様はもちろん検査者も検査時の体位変換による負担が軽減されました．

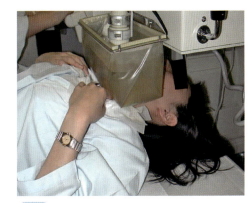

図1　水袋を使用した水浸式メカニカルアークスキャン撮影

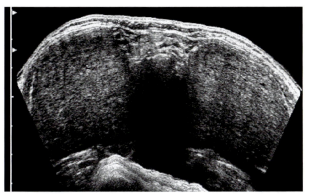

図2　水袋を使用した水浸式メカニカルアークスキャン画像

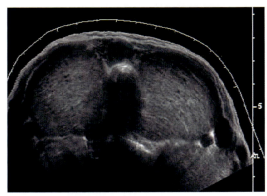

図3　Panoramic view 像

I章 総論

超音波検査と併用される各種検査

　伊藤病院では初診時，甲状腺機能検査と超音波検査を全例に施行している．その結果，担当医師の判断で，必要があれば穿刺吸引細胞診検査，CT検査，核医学検査，PET/CT検査が追加されることになる．それぞれの検査は甲状腺疾患の診断に欠くことのできない重要な検査である．

　この項では伊藤病院で超音波検査以外に施行しているそれぞれの検査の実際を中心に紹介する．

　2007～16年に当院で施行したそれぞれの検査件数実績を 表1 と 図1 に示した．2016年では超音波検査が114,526件と最も多く，穿刺吸引細胞診検査7,783件，CT検査5,367件，核医学検査2,261件の順となっている．2007年と比べると超音波検査は1.97倍，穿刺吸引細胞診検査1.51倍，CT検査1.39倍と増加しているが，核医学検査は1.01倍とほぼ横ばいである．

表1　年次別各検査数（2007～16年，伊藤病院症例）

年	超音波検査	CT検査	核医学検査	細胞診検査
2007	58,122	3,865	2,243	5,146
2008	65,429	4,001	2,363	5,974
2009	71,494	4,473	2,129	5,915
2010	77,518	5,064	2,318	6,787
2011	84,573	4,801	2,246	6,574
2012	88,896	4,782	2,144	6,803
2013	90,159	4,450	1,978	6,523
2014	96,561	4,592	2,054	6,799
2015	111,201	5,045	2,310	7,349
2016	114,526	5,367	2,261	7,783

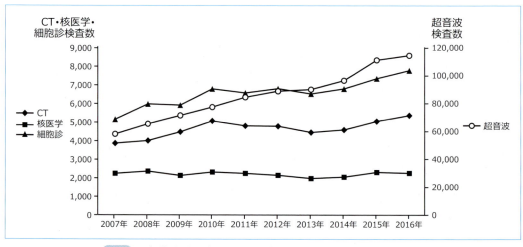

図1　各検査数の年次別推移（2007～16年，伊藤病院症例）

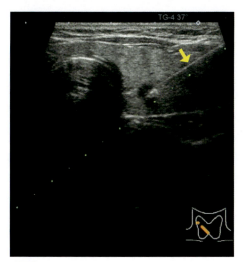
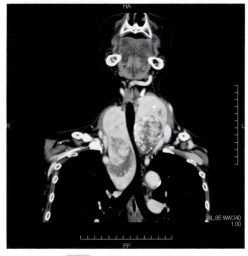

図2　超音波ガイド下穿刺吸引細胞診の実際（Bモード）
平行法による穿刺の実際（矢印が生剣針）．甲状腺右葉4.7 mm大の腫瘤を平行法で穿刺している．

図3　縦隔内甲状腺腫
甲状腺下極から縦隔内に進展する腺腫様甲状腺腫（造影MPR, 冠状断像）

伊藤病院にはMRI検査およびPET/CT検査の設備はないので，必要時は診療連携病院に依頼して行っている．

■主な検査

1. 穿刺吸引細胞診（手技に関してはコラム「超音波ガイド下穿刺吸引細胞診」p.26〜28参照）

　甲状腺腫瘍の良悪性の鑑別診断に欠くことのできない検査である（図2）．伊藤病院で手術前の細胞診判定で"甲状腺乳頭癌"と診断された症例の99.3％，"甲状腺乳頭癌疑い"と診断された症例の93.8％は，病理組織診断が甲状腺乳頭癌であった[1]．他方，甲状腺濾胞腺腫と濾胞癌の鑑別は困難である．

2. CT検査

　CT検査は超音波検査の死角となる部位や周囲臓器への進展，浸潤を評価するのに適している．
　このため甲状腺悪性腫瘍の手術前は病期分類のために，周囲臓器への浸潤や頸部リンパ節腫大，肺転移の有無を検索する目的で，全例頸・胸部CT検査を行っている．
　主なCT検査の目的は以下の通りである[2]．

　1) 結節性甲状腺腫の縦隔内進展の検索（図3）
　2) 甲状腺癌の周囲臓器への浸潤を評価し病期を決定し，手術適応や手術の切除範囲を検討する（図4）．
　3) 非反回下喉頭神経の有無の検索のため，鎖骨下動脈起始異常を判定する（図5）．

3. 核医学検査

　伊藤病院で施行している主な核医学検査は以下の通りである．
　a) 甲状腺シンチグラフィ（^{123}I, ^{131}I, $^{99m}TcO_4^-$）

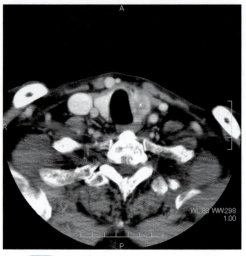
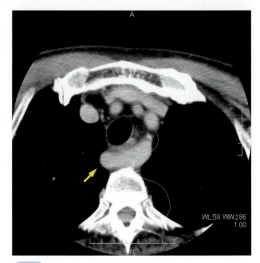

図4 気管浸潤(造影CT, 横断像)
甲状腺左葉に石灰化を有する不正低吸収値結節があり，気管が直線化している．気管浸潤が疑われる．

図5 右鎖骨下動脈起始異常(aberrant right subclavian artery)(造影CT, 横断像)
右鎖骨下動脈(矢印)が食道と気管の背側を走行している．手術中，右非反回下喉頭神経に注意する必要がある．

　b) ^{131}I 全身シンチグラフィ
　c) 腫瘍シンチグラフィ(^{67}Ga-citrate)
　d) 副甲状腺シンチグラフィ(^{99m}Tc-MIBI：methoxy-isobutyl-isonitrile)
　e) 骨シンチグラフィ(^{99m}Tc-MDP：methylene diphosphonate)

他に^{201}Tl シンチグラフィ，^{131}I-MIBG(meta-iodobenzylguanidine)シンチグラフィ，^{131}I-アドステロールシンチグラフィなどを行っている．
主な核種別の年間施行数を 表2 ，図6 に示した．

a) 甲状腺シンチグラフィ

放射性ヨウ素(^{123}I, ^{131}I)と^{99m}Tc-パーテクネテートがある．放射性ヨウ素は中毒症患者の原因疾患鑑別やバセドウ病のアイソトープ内用療法における投与量設定に用いる．^{99m}Tc-パーテクネテートは中毒症患者の原因疾患鑑別に用いられる．放射性ヨウ素を使用する場合は，1週間以上のヨウ素制限が必要であるが，^{99m}Tc-パーテクネテートを使用する場合は，ヨウ素制限は不要である．

放射性ヨウ素を経口投与後，3時間後ないしは24時間後にシンチグラム撮像と放射性ヨウ素摂取率を測定する．びまん性の取り込みを認め，24時間放射性ヨウ素摂取率が30%以上であればバセドウ病と診断できる．他方，甲状腺に集積が認められず，24時間放射性ヨウ素摂取率が5%以下であれば，無痛性甲状腺炎や亜急性甲状腺炎の破壊性甲状腺炎と考えられる(図7)[3]．

^{99m}Tc-パーテクネテートは静注後，10〜15分後にシンチグラム撮像と摂取率測定を行う．当院の検討では，バセドウ病と無痛性甲状腺炎の甲状腺摂取率のカットオフ値は1.00%である．

Plummer病(機能性甲状腺結節；autonomously functioning thyroid nodule：AFTN，中毒性多結節性甲状腺腫；toxic multinodular goiter：TMNG)では結節部分に取り込みの増加がみられる(図8)．

表2 年次別核医学検査数（2012〜16年，伊藤病院症例）

年	¹²³Iと¹³¹Iの甲状腺検査	⁶⁷Ga	⁹⁹ᵐTc-MIBI	⁹⁹ᵐTcO₄⁻	⁹⁹ᵐTc-MDP	¹³¹I全身検査
2012	1,802	39	99	27	20	148
2013	1,595	45	112	45	19	163
2014	1,488	37	118	21	16	151
2015	1,619	24	135	46	9	146
2016	1,576	17	146	70	10	112

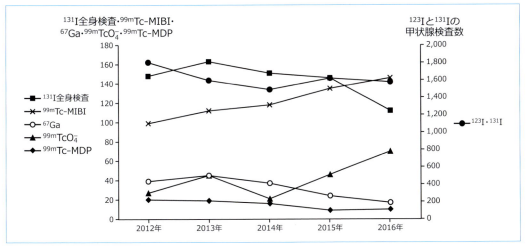

図6 核医学検査の年次別推移（2012〜16年，伊藤病院症例）

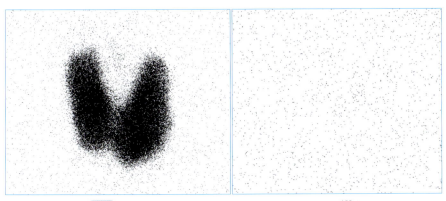

a | b　　図7 甲状腺中毒症の甲状腺シンチグラフィ（¹²³I）

a：バセドウ病．びまん性に腫大した甲状腺に集積が認められる．24時間放射性ヨウ素摂取率65％

b：無痛性甲状腺炎．集積は認められない．24時間放射性ヨウ素摂取率1％

b）¹³¹I全身シンチグラフィ

　甲状腺分化癌の転移の検索や¹³¹I内用療法（アブレーション含む）治療後の効果予測の判定に用いられる（図9）．甲状腺が残存していると甲状腺への集積が高くなり転移病巣への集積は偽陰性となるので，甲状腺全摘後に適応がある．

　集積はTSH依存性であるので，甲状腺ホルモン剤を休薬したり，遺伝子組み換えヒトTSH（rhTSH；タイロゲン®）を使用し，TSHを上昇させて検査を行う．

超音波検査と併用される各種検査　23

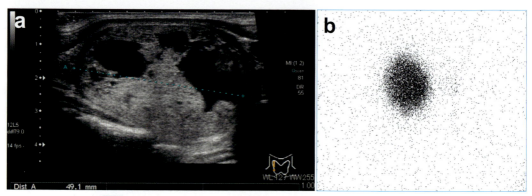

図8 Plummer 病の超音波検査と甲状腺シンチグラフィ(^{123}I)
a：超音波検査（Bモード，縦断像）．甲状腺右葉に 49.1 mm 大の一部嚢胞を伴う腫瘍を認める．
b：甲状腺腫瘍に一致して集積を認める．

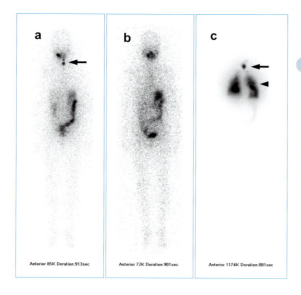

図9 ^{131}I 全身シンチグラフィ
　　　　（WBS：whole-body scintigraphy）
a：アブレーション時の WBS．甲状腺床に集積を認めるが（矢印），遠隔転移を疑う異常集積はない．
b：アブレーション施行約 1 年経過後の WBS．甲状腺床の集積は消失している．
c：WBS（他症例）．甲状腺床（矢印）および肺転移（矢頭）に集積を認める．^{131}I 内用療法の適応である．

c）腫瘍シンチグラフィ（^{67}Ga-citrate）

　悪性リンパ腫や甲状腺未分化癌の診断に用いられる．^{67}Ga は通常甲状腺分化癌には集積しない．甲状腺原発の悪性リンパ腫の場合，病期分類に用いられる．橋本病にも集積する場合がある．

d）副甲状腺シンチグラフィ（^{99m}Tc-MIBI）

　原発性，二次性（腎性）副甲状腺機能亢進症の病的副甲状腺の局在診断目的で行う．正常甲状腺は時間とともに集積が低下するが，副甲状腺は集積が持続する．経静脈投与 15 分後（早期像：early phase）と 90 分後（後期像：delayed phase）をシンチグラム撮像し，後期像で病的副甲状腺が明瞭になる（図10）．

　腺腫様甲状腺腫などの甲状腺結節があると後期像でも甲状腺に集積が認められる場合がある．このため，病的副甲状腺の局在診断は，超音波検査や副甲状腺 CT 検査などから総合的に判断する必要がある．

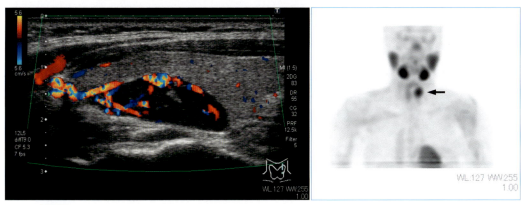

a | b 図10 副甲状腺機能亢進症の超音波検査と副甲状腺シンチグラフィ(^{99m}Tc−MIBI)
　a：超音波検査(カラードプラ法,横断像).甲状腺左葉上極背側に 29.3 mm 大の副甲状腺の腫大を認める.カラードプラで内部に血流シグナルを認める.
　b：^{99m}Tc-MIBI シンチグラフィ(後期相).左上副甲状腺に集積を認める(矢印).

e) 骨シンチグラフィ

　悪性腫瘍の骨転移検索に用いる.^{99m}Tc-MDP(methylene diphosphonate)を経静脈投与し,3時間後シンチグラム撮像をする.

　また,18F-FDG-PET/CT 検査は甲状腺腫瘍の良悪性の鑑別は困難であるが,進行症例や術後再発症例の全身検索を短時間でできるので有用性が高い.

■文　献

1) 北川　亘：穿刺吸引細胞診.伊藤公一監.北川　亘ほか編.実地医家のための甲状腺疾患診療の手引き─伊藤病院・大須診療所式─.全日本病院出版会,p.47-60,2012.
2) 鈴木章史：Computed Tomography(CT)検査.伊藤公一監.北川　亘ほか編.実地医家のための甲状腺疾患診療の手引き─伊藤病院・大須診療所式─.全日本病院出版会,p.37-40,2012.
3) 吉村　弘：甲状腺機能亢進症の診断　バセドウ病を中心に.伊藤公一編.伊藤病院スペシャル甲状腺疾患の臨床力を磨く.Modern Physician.35(9)：1052-1055,2015.

超音波ガイド下穿刺吸引細胞診

超音波ガイド下穿刺吸引細胞診の穿刺方法は交差法と平行法があります．それぞれ利点と欠点がありますが，伊藤病院では穿刺施行医が多数いることにより穿刺手技の差があまり出にくい平行法で細胞診を施行しています（図1）．年次別の細胞診検査数の推移を図2に示しました．

体表用のドプラ機能を有するデジタルリニアプローブにニードルガイドキットを装着し，通常22 G，120 mmの吸引生検針を用いて細胞診を施行しています．ニードルガイドキットは，以前はC社製を使用していましたが，現在は伊藤病院オリジナルのものを金型鋳型から作製して使用しています（図3）．今までは10個（8.5 Fr～23 G）のニードルインサートが梱包されていましたが，ほとんどの細胞診で22 Gを使用し他のニードルインサートは廃棄するために，オリジナルでは22 Gと21 G，20 Gのニードルインサートのみを作製しました．またコストは約70%削減されました．

20 cc注射器シリンジを装着した穿刺吸引細胞診断用シリンジフォルダー（千葉大式吸引ピストル），エクステンションチューブ，穿刺針を連結し（図4），医師が穿刺し吸引操作，検体処理は介助に入った臨床検査技師が担当します．

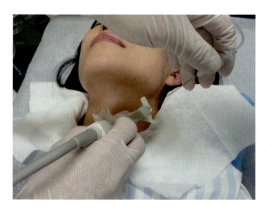

図1 超音波ガイド下穿刺吸引細胞診の実際 穿刺方法は平行法で行っている．

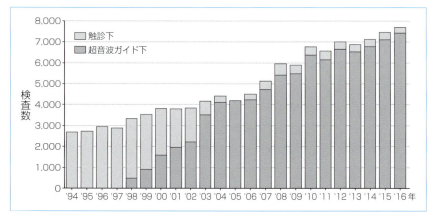

図2 年次別細胞診検査数の推移（1994～2016年，伊藤病院症例）

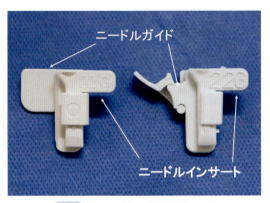

図3 ニードルガイドキット
左：オリジナル製品(板橋プラスチックス(株))．
中央部に伊藤病院ロゴマーク
右：今まで使用していた製品

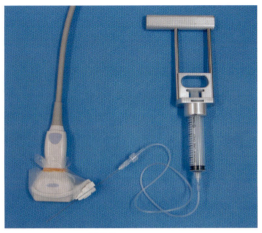

図4 穿刺機器
左：12 MHzの高周波数デジタルリニアプローブと装着したニードルガイドキット
右：穿刺吸引細胞診断用シリンジフォルダー（千葉大式吸引ピストル）

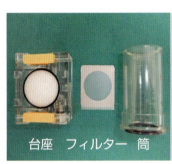 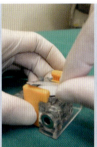 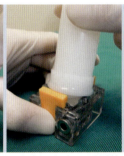 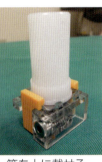

① メンブレンフィルターを下に設置後、筒を上に載せる．

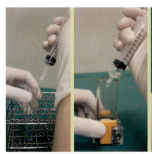 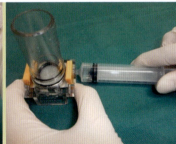 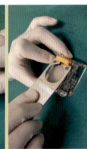 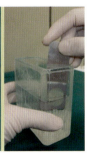

② 針洗浄液を吸引後、筒の中に滴下後、台座から陰圧でフィルター濾過する．
③ 濾過後はフィルターを外し、アルコール固定する．

図5 検体処理．メンブレンフィルターの使用（文献1より引用）

伊藤病院の細胞診検体処理の特徴としては，採取検体をメンブレンフィルター（センシンメディカル(株)，図5）を使用して，血液を除去したり，穿刺針内やシリンジ内に残存している可能性のある細胞も集めて標本を作製している点が挙げられます[1]．

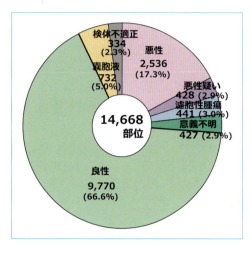

図6 甲状腺癌取扱い規約第7版[2]での細胞診判定区分（伊藤病院症例）
2012年1月～2013年12月までに細胞診を施行した11,830例（14,668部位）
検体不適正率は2.3％

　甲状腺癌取扱い規約第7版[2]では検体不適正が占める割合は，細胞診検査総数の10％以下が望ましいと記載されていますが，メンブレンフィルターの使用により伊藤病院での検体不適正率は2.3％となっています（図6）．

■文　献

1) 北川　亘：穿刺吸引細胞診．伊藤公一監．北川　亘ほか編．実地医家のための甲状腺疾患診療の手引き―伊藤病院・大須診療所式―．全日本病院出版会，p.47-60，2012．
2) 日本甲状腺外科学会編：甲状腺癌取扱い規約．第7版．金原出版，p.54-56，2015．

I章 総論

甲状腺超音波検査における用語

■ 甲状腺超音波検査における用語

1. 内部エコー(internal echoes)

甲状腺超音波検査における内部エコーとは，びまん性疾患においては甲状腺実質の，腫瘍性病変においては腫瘍内のエコーレベルおよび均質性などを表現する際の言葉である．

均質性は均質，不均質と表現する．

2. エコーレベル(echo level, echogenicity)

超音波画像におけるエコーレベルは相対的評価を表現するものであるため，原則として同一深度の隣接する甲状腺組織や健側の正常甲状腺組織と比較して表現することが望ましい．びまん性疾患などで比較できる正常甲状腺組織がない場合は顎下腺と比較して表現することもある．

同一深度の周囲組織よりエコーレベルが高いときには高エコーレベル，等しいときには等エコーレベル，低いときには低エコーレベルと表現する．反射がなく，内部エコーのない状態のときは無エコーと表現する．

また，高エコーレベルのなかで石灰化のように特に高いエコーレベルを表現する場合は strong echoes という語を用いる．また，その性状から点状高エコー，微細高エコーなどと表現することもある．

3. 形状(shape)

円形，楕円形など腫瘍全体からうける形の印象(概観)のことをいう．円形，楕円形のように角やくびれがないものを整(regular)と表現し，角やくびれのあるもの，分葉形，多角形のものを不整(irregular)と表現する．

4. 境界(border)

日本超音波医学会では腫瘍と非腫瘍部分の境を「境界(border)」，腫瘍内の外側域で境界の近傍を「辺縁(margin)」，腫瘍近傍の非腫瘍部分を「周辺(periphery)」という表現を用いると定めている．

したがって，境界が不明瞭な場合は辺縁や周辺も曖昧となる．境界部(境界，辺縁，周辺)は明瞭性(明瞭，不明瞭)と性状(平滑，粗雑)を確認し，明瞭平滑や明瞭粗雑，不明瞭粗雑などと表現する．

5. 境界部低エコー帯

通常「ハロー(halo)」と呼ばれ，腫瘍の被膜に相当する．被膜のない腫瘍であっても周囲の正常組織が圧迫された場合は同様の所見を呈することがある．

6. 内部エコーパターン

内部エコーパターンは以下の3型に分類される．

(1) 囊胞パターン（cystic pattern）：内部エコーがない状態
(2) 混合パターン（mixed pattern）：cystic pattern と solid pattern が混在する状態
(3) 充実パターン（solid pattern）：エコーレベルにかかわらず内部エコーがある状態

　充実パターンであっても，音響学的に均質である場合，極めて透過が良くなり，囊胞パターンを呈し，後方エコーの増強を認めることもある．その際はゲインを高くし，内部エコーを検出しやすくしたり，カラードプラ法を追加するなどして鑑別を行う．

7. 後方エコー（posterior echo）

　腫瘤後方，あるいは臓器後方のエコーレベルのことで同じ深さに存在する実質あるいは周囲組織のエコーレベルと比較して表現する．腫瘤による超音波ビームの減衰が大きいときは後方エコーは減弱する．また，腫瘤表面の反射が強く，後方に超音波ビームが透過しない場合は音響陰影（acoustic shadow）となることもある．逆に腫瘤による減衰が小さいときは後方エコーは音響増強となり，後方エコー増強と表現する．微小な高エコーの後方によくみられるコメットサインは擬似的に後方エコーが増強しているかのごとく描出されるが，多重反射によるアーチファクトである．

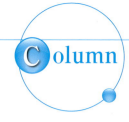

伊藤病院の超音波検査結果レポートの紹介

　当院では超音波検査終了後，レポートを作成し，医師に超音波結果を報告しています．当院におけるレポート作成のマニュアルを紹介します．

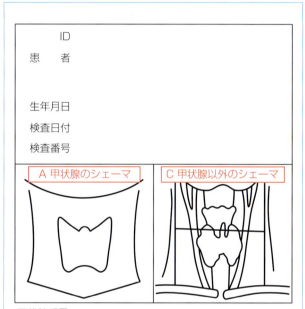

図1　当院における実際の超音波検査レポート

<＜甲状腺のシェーマパターン＞（図1-A）

横断像の甲状腺の幅で大きさを変えます．

・腫大なしの場合

・幅 10.4 mm までの場合

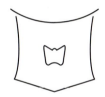

・幅 20.5 mm 以上 or 厚み 15.5 mm 以上の場合

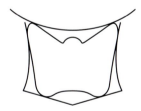

甲状腺内に結節が確認された場合，図1-A には結節の大きさに応じて，印を付けます．

＜腫瘤体積＞ 図1-B

幅，厚み，長さを記載します．

＜甲状腺外病変 or リンパ節(LN)＞（ 図1-C ）

　正中頸嚢胞，側頸嚢胞，副甲状腺，plaque，神経鞘腫，耳下腺，顎下腺…他，甲状腺外に認められた際，この欄に記載します．

＜検査者コメント＞（ 図1-D ）

　前回と比較して変化がある場合，詳しく記載します．
　医師に伝達が必要となることも記載します．

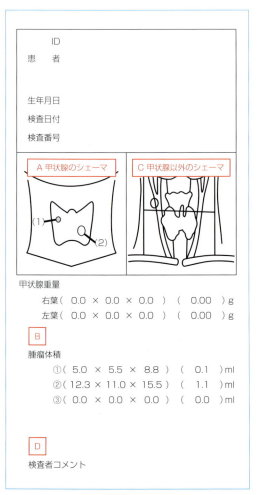

例（ 図2 ）：検査中，右葉上極，左葉下極によりそれぞれ1つの結節，右Va領域にリンパ節を1つ確認しました．

　右葉上極は悪性を考える10 mm以下の結節，左葉下極よりの結節は20 mm以下の良性を考える結節でした．また，右Va領域のリンパ節は15 mm前後の良性を考えるリンパ節でした．

　これらをシェーマに反映するときは，結節やリンパ節の大きさを反映してシェーマを作成します．また，悪性を疑う程度が高い順に番号を付けるため，この例では右葉上極の結節に(1)を，左葉下極よりの結節に(2)をつけます．

図2　例

II章 各論

II章 各論
1. 正常甲状腺

正常甲状腺
Normal thyroid

■ 概　要

- 甲状腺は蝶形をしており，喉頭の直下に位置する．
- 大きさは健常成人で横径1〜2 cm，縦径4〜5 cm，厚み1〜2 cm
- 重量は約20 g（男性：18〜20 g，女性：15〜18 g）

■ ポイント解説：超音波像はココを診る！

- 前頸筋群よりエコーレベルが高く，内部エコーは均質な像として観察される．
- 横断走査で峡部を中心になだらかな山型を呈する．

■ 超音波画像・細胞診像・写真

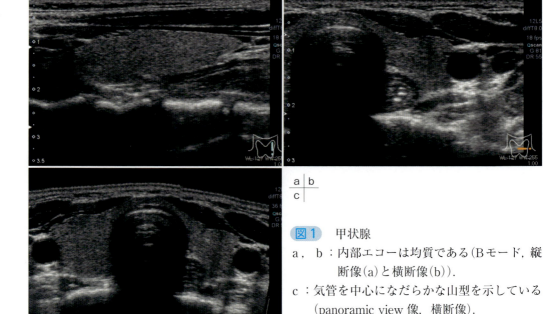

a	b
c	

図1　甲状腺
a, b：内部エコーは均質である（Bモード，縦断像(a)と横断像(b))．
c：気管を中心になだらかな山型を示している（panoramic view像，横断像）．

■ 文　献

1) 福島俊彦：甲状腺，副甲状腺（上皮小体）の解剖．日本乳腺甲状腺超音波医学会編．甲状腺超音波診断ガイドブック．改訂第3版．南江堂，p.13-14，2016．
2) 進藤久和，小林　薫：甲状腺，副甲状腺の超音波画像．日本乳腺甲状腺超音波医学会編．甲状腺超音波診断ガイドブック．改訂第3版．南江堂，p.14-15，2016．

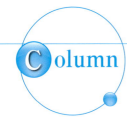

初診時の検査

　初めて当院を受診された患者様は診察を受けた後，症状に応じた検査がオーダーされます．

　主な検査は採血と頸部超音波検査で，症状により心電図の検査も追加されます．

　これらの検査は患者様の状態を間接的に調べる検査であり，診療における一つの判断材料になります．

　採血では，甲状腺機能を評価するために必要なFT_3・FT_4（甲状腺ホルモン）・TSH（甲状腺刺激ホルモン）を基本に，バセドウ病の診断に有用なTSH受容体抗体（TRAb）や橋本病の診断に有用なサイログロブリン抗体（TgAb），甲状腺ペルオキシダーゼ抗体（TPOAb），甲状腺関連蛋白質（Tg）も症状に合わせて測定します．

　また肝機能や腎機能，脂質代謝，糖代謝，末梢血液一般検査（血球算定）などの項目も全身状態を把握するために初回検査に含まれます．

　頸部超音波検査では甲状腺の大きさ（体積測定）・炎症の有無・腫瘍病変の有無と性状に加え，周囲リンパ節の腫大の有無も観察します．また腫大した副甲状腺の検索を行うこともあります．

　そして甲状腺機能が亢進している場合には合併症として不整脈を起こしやすいため，症状がある患者様には心電図検査を施行します．

　以上のような検査と医師の診察により，治療が開始されます．

II章 各論

2. 甲状腺の良性疾患（びまん性疾患）

バセドウ病
Grave's disease (Morbus Basedow)

■ 概　要

- 甲状腺の甲状腺刺激ホルモン（TSH）受容体を，自己抗体である TSH 受容体抗体（TRAb；TSH receptor antibody，TBII；TSH binding inhibitor immunoglobulin）が刺激することにより，甲状腺機能亢進を引き起こす疾患である．
- FT_3，FT_4 のいずれか一方または両方が高値で，TSH が低値となる．
- 日本では甲状腺機能亢進症のほとんどがバセドウ病である．
- 代表的な症状として，びまん性甲状腺腫，眼球突出，動悸など甲状腺ホルモンの過剰によって起こる症状がある．

■ ポイント解説：超音波像は ココ を診る！

- 甲状腺の大きさは，びまん性腫大を呈することが多い．
- 内部エコーレベルは，正常甲状腺に比べてやや低く不均質である．
- 未治療の場合は，血流を豊富に認めることが多い．
- 治療後の場合は，内部エコーレベル，均質性，血流状態など症例により異なる．

■ 超音波画像・細胞診像・写真

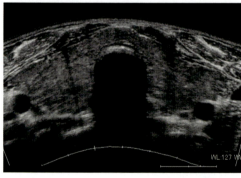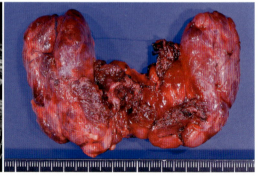

図1　バセドウ病❶　　　　　　　　　　　　　　　　　a｜b

a：甲状腺は全体に腫大し，内部エコーは不均質である（panoramic view 像，横断像）．
b：摘出標本

表1　バセドウ病❶の甲状腺サイズ

	幅（mm）	厚み（mm）	長径（mm）	峡部（mm）
右葉	32.5	23.6	71.3	5.2
左葉	30.7	21.7	69.7	

表2　バセドウ病❶の摘出甲状腺の重量

総重量（術後計測）(g)
55.9

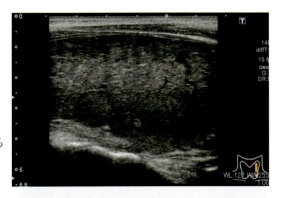

図2 バセドウ病❷-1
内部エコーレベルは等～低で不均質である（Bモード，縦断像）．

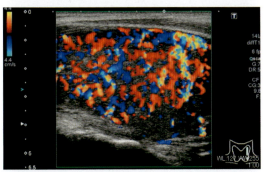

図3 バセドウ病❷-2
甲状腺内に豊富な血流を認める（カラードプラ法，縦断像）．

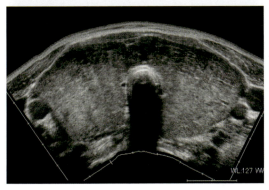

図4 バセドウ病❷-3
甲状腺は全体に腫大し，内部エコー不均質である（panoramic view像，横断像）．

<^{131}I 内用療法における甲状腺の変化 ①>

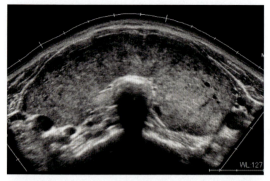

図5 バセドウ病❸-1
^{131}I 内用療法前．甲状腺は全体に腫大し，内部エコーは不均質である（panoramic view 像，横断像）．

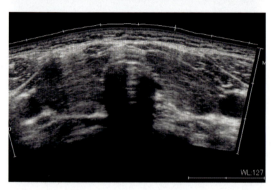

図6 バセドウ病❸-2
^{131}I 内用療法後．甲状腺は治療前に比べ全体に縮小し，内部エコーレベルはやや低く，不均質である（panoramic view 像，横断像）．

表3 バセドウ病❸の甲状腺サイズ

	^{131}I 内用療法前			^{131}I 内用療法後		
	幅(mm)	厚み(mm)	長径(mm)	幅(mm)	厚み(mm)	長径(mm)
右葉	32.5	23.6	71.3	19.2	14.7	57.7
左葉	30.7	21.7	69.7	16.7	13.7	57.2
重量計算値(g)	144.56			21.14		

　バセドウ病の放射性ヨウ素内用療法(^{131}I 内用療法)は 70 年以上の歴史がある．伊藤病院では 1955 年に開始され，近年では年間約 1,400 件施行している．

　治療方法はヨウ化ナトリウム(^{131}I)カプセルを服用するだけであり，500 MBq までの治療は外来で可能である．

　甲状腺機能亢進の状態，甲状腺の大きさ，治療目標(甲状腺機能正常化を目指すのか，低下を目指すのか)により投与線量が異なる．

<^{131}I 内用療法における甲状腺の変化 ②>

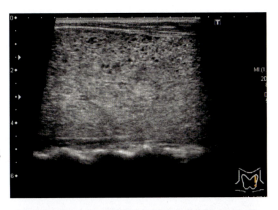

図7　バセドウ病❹-1
^{131}I 内用療法前．内部エコーは不均質である（Bモード，縦断像）．

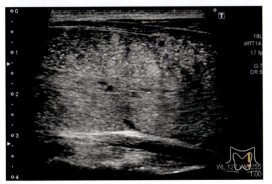

図8　バセドウ病❹-2
^{131}I 内用療法後．広範囲に微細多発高エコーを認める（Bモード，縦断像）．

■文　献

1) 伊藤公一：第2章 バセドウ病をよく知ろう．バセドウ病（専門医が答えるQ&A）．主婦の友社，p.17-33，2005．
2) 日本乳腺甲状腺超音波医学会編：甲状腺超音波診断ガイドブック．改訂第3版．南江堂，p.47，2016．
3) 村上　司：A-1 バセドウ病．日本乳腺甲状腺超音波医学会編．甲状腺超音波診断ガイドブック．改訂第3版．南江堂，p.55-57，2016．
4) 日本甲状腺学会：バセドウ病の診断ガイドライン．甲状腺疾患診断ガイドライン2013．

🔒 LINK

バセドウ病の詳しい病態については『実地医家のための甲状腺疾患診療の手引き』（全日本病院出版会）のp.63〜108をご参照下さい．

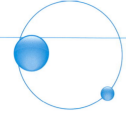

甲状腺検査ミニマムエッセンス
甲状腺機能亢進症の心電図

　甲状腺機能亢進症の合併症として心電図異常を認めます．甲状腺ホルモンはすべての細胞に作用しますが，心筋細胞は甲状腺ホルモンの受容体が多いのが特徴的です．そのため交感神経に対する感受性が高く，他の臓器より甲状腺機能異常の影響を受けやすいといわれています．

　そのため甲状腺ホルモンが過剰な場合は，心筋と血管系に対する直接反応や，全身臓器の代謝亢進に応じた心拍出量の増加，また血管系の拡張など二次的な影響により，循環器系に過負荷が起こります．

　代表的な心電図には頻脈（ 図1 ）と心房細動（AF， 図2 ）が挙げられます．

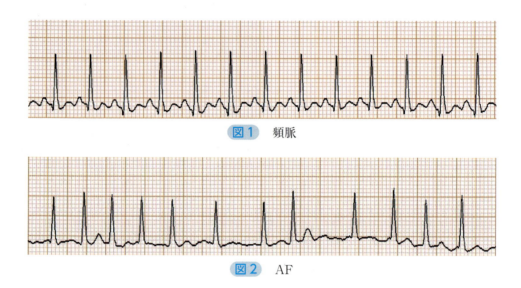

図1　頻脈

図2　AF

＜甲状腺機能亢進症の心合併症の特徴＞
- 心収縮力は強くなり，心筋の代謝効率は悪くなる．
- 長期にわたると心房細動（AF）を誘発しやすくなる．甲状腺ホルモンが正常化すれば，約70％の例で洞調律に戻る．甲状腺機能亢進症で生じたAFは除細動後の洞調律維持率が，他の疾患によるAFより著しく良好．
- 心不全は高心拍性心不全であり，右心不全による頸静脈怒張，肝腫大，三尖弁閉鎖不全，下肢のむくみが出現しやすい．長期にわたると左心不全も出現する．

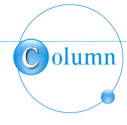

臨床検査室の紹介

　当院の臨床検査室は，検体検査・生理機能検査・病理検査・外来採血の4業務を担当しています．診療開始時間は9時ですが，診察前検査に対応するため外来採血と検体検査は8時から，生理機能検査も8時15分から開始し，診療開始時には検査結果を診察室へ届けられる体制を整えています．

　当院の現状は，外来の混雑状況によっては検査待ち時間が長時間に及んでしまう場合もありますが，待ち時間も含め「いつでも質の高い検査を提供できる体制」を目標として取り組んでいます．例えば超音波検査の検査待ち時間が長時間に及んでしまう場合は，状況に応じて採血室や検体検査・病理検査を担当している技師を超音波検査へ速やかに配置することにより待ち時間の軽減を目指します．そのために各技師が複数の業務を担当できるための取り組みを継続的に展開しています．どの検査業務も簡単に習得できるものではありませんが，「甲状腺検査に特化する」という確固たる軸が定まっているため習得のための環境づくりは比較的整備しやすいと考えています．現在は最も業務量の多い外来採血については全技師が担当できる体制となっており，外来採血と検体検査に次いで業務量の多い甲状腺超音波検査は，約半数の技師が担当できる体制です．1名の技師が1か月に650件以上の検査を担当する環境を活かし，トレーニング中の技師の早期習得を実現させ，超音波検査を担当可能な技師をさらに育成していく予定です．また，現在は診療放射線技師2名が超音波検査を協働する体制が構築されており，臨床検査室内だけでなく，部署を越えて状況に応じた技師の配置も可能になってきました．

II章 各論

2. 甲状腺の良性疾患（びまん性疾患）
橋本病（慢性甲状腺炎）
Hashimoto disease (Chronic thyroiditis)

■ 概　要

- 中高年の女性に多く，女性の10〜30人に1人罹患しているといわれ，全甲状腺疾患中最も頻度が高い．
- 倦怠感，易疲労感，寒がり，脱毛など様々な症状を呈する．
- びまん性甲状腺腫大を呈することが多く，リンパ球浸潤を有する疾患である．
- 甲状腺自己抗体（TgAb：抗サイログロブリン抗体，TPOAb：抗甲状腺ペルオキシダーゼ抗体または抗マイクロゾーム抗体）陽性をもって診断の代用となるが，なかには抗体陰性のこともある．

■ ポイント解説：超音波像は ココ を診る！

- 甲状腺がびまん性に腫大し，表面が硬く分葉状の凹凸の不整像を呈する．
- 症例により甲状腺が萎縮傾向を示すこともある．
- 内部エコーレベルは低く，不均質なことが多い．

■ 超音波画像・細胞診像・写真

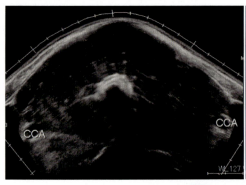 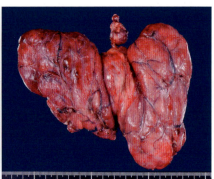

図1　橋本病❶　　　　　　　　　　　　　　　　　　　a | b

a：内部エコーレベルは極めて低く不均質で，深部減衰を認める
　　（panoramic view 像，横断像）
　　CCA：総頸動脈
b：摘出標本

表1　橋本病❶．血液データ（手術前）

	TgAb (IU/mL)	TPOAb (IU/mL)
基準範囲	40 以下	28 以下
手術前	4,000 以上	600 以上

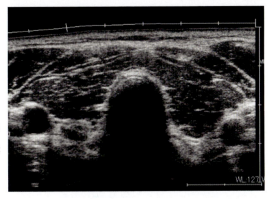

図2 橋本病❷
内部エコーレベルは全体的に低く，前頸筋群や胸鎖乳突筋と同等レベルである（panoramic view像，横断像）．

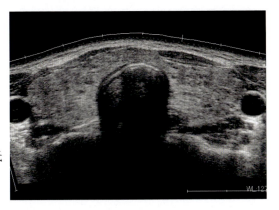

図3 橋本病❸
びまん性に腫大し，内部エコーレベルはやや低で不均質である（panoramic view像，横断像）．

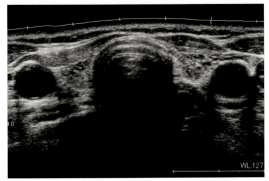

図4 橋本病❹
甲状腺は著明に萎縮し，境界明瞭な微小の低エコー領域を認める（panoramic view像，横断像）．

■文　献

1) 石川直文：3 橋本病（慢性甲状腺炎）．伊藤國彦監．三村　孝ほか編．甲状腺疾患診療実践マニュアル．第3版．文光堂，p.92-98，2009.
2) 滝　克己，志村浩己：A-2 慢性甲状腺炎（橋本病）．日本乳腺甲状腺超音波医学会編．甲状腺超音波診断ガイドブック．改訂第3版．南江堂，p.58-64，2016.
3) 日本甲状腺学会編：慢性甲状腺炎（橋本病）の診断ガイドライン2010．南江堂，2010.

🔒 LINK

橋本病（慢性甲状腺炎）の詳しい病態については『実地医家のための甲状腺疾患診療の手引き』（全日本病院出版会）のp.111～132をご参照下さい．

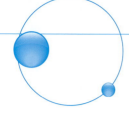

検査；伊藤病院現場からのコツ
紛らわしい超音波像（橋本病）
―3 cm 未満の悪性リンパ腫（nodular type 結節型）と類似する橋本病の超音波所見―

<図1 と 図2 に共通する超音波所見>
- 形状は不整，境界は明瞭で粗雑である．
- 内部エコーは極めて低く，不均質である．
- 血流は乏しい．

<鑑別が難しかった点>
　図1-a に比べ，図2-a のほうが後方エコーの増強が弱いように見えるが，よく似ているため判断が難しかった．

<腫瘍シンチグラフィ（67Ga）>
図1：甲状腺左葉下極にやや強いガリウム集積
図2：甲状腺左葉下極に弱い限局したガリウム集積

<細胞診所見>
図1：幼弱な異型リンパ球が主体の像
図2：小型リンパ球主体の像と濾胞上皮が散見されることから一見慢性甲状腺炎の所見だが，幼若リンパ球も多くみられることからリンパ腫の可能性も否定できない．

<病理組織診断>
図1：リンパ腫（MALT lymphoma）
図2：繊維化期に移行しつつある橋本病

＜超音波写真＞

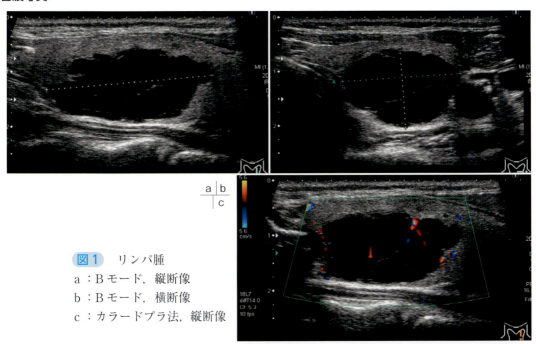

図1　リンパ腫
a：Bモード，縦断像
b：Bモード，横断像
c：カラードプラ法，縦断像

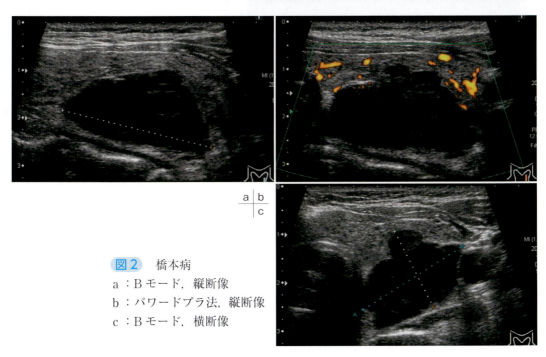

図2　橋本病
a：Bモード，縦断像
b：パワードプラ法，縦断像
c：Bモード，横断像

II章 各論

2. 甲状腺の良性疾患（びまん性疾患）

亜急性甲状腺炎
Subacute thyroiditis

■ 概　要

- ウイルス感染が原因と考えられ，甲状腺組織の破壊が起こる炎症性疾患である．
- 高熱を伴う上気道炎症状が前駆し，有痛性甲状腺腫を認める．

■ ポイント解説：超音波像は ココ を診る！

- 圧痛部位に一致して境界不明瞭，不均質な低エコー領域を認める．
- 圧痛を有する低エコー領域が対側葉へ移動する（クリーピング：creeping）ことがある．
- 急性期には低エコー領域の血流はほとんど認めない．

■ 超音波画像・細胞診像・写真

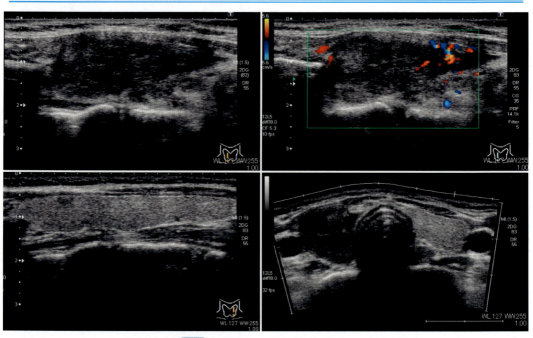

図1 亜急性甲状腺炎（初診時）
右葉（初診時）から左葉（2か月後）へcreepingが認められた症例

a	b
c	d

　　a，d：右葉の圧痛部位に一致して境界不明瞭の低エコー領域を認める
　　　　　（Bモード，縦断像(a)とpanoramic view像，横断像(d)）．
　　b：低エコー領域の血流は乏しい（カラードプラ法，縦断像）．
　　c：左葉の甲状腺実質は正常である（Bモード，縦断像）．

表1 亜急性甲状腺炎．血液データ（初診時）

	FT_3(pg/mL)	FT_4(ng/dL)	TSH(μIU/mL)	TRAb(IU/L)	WBC(/μL)	赤沈(mm/h)
基準範囲	2.2〜4.3	0.8〜1.6	0.2〜4.5	2.0未満	3,300〜8,600	3〜15（女性）
初診時	5.1	1.98	0.01	0.3	6,100	64

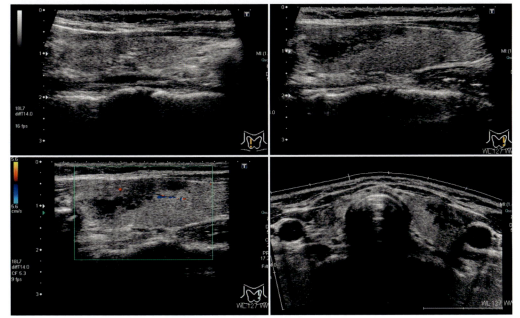

|a|b|
|c|d|

図2　亜急性甲状腺炎(2か月後)
a：右葉の甲状腺実質はやや不均質である(Bモード，縦断像)．
b：左葉に圧痛を伴う低エコー領域(右葉から左葉へのcreeping)を認める(Bモード，縦断像)．
c：低エコー領域の血流は乏しい(カラードプラ法，縦断像)．
d：左葉に低エコー領域を認める(panoramic view像，横断像)．

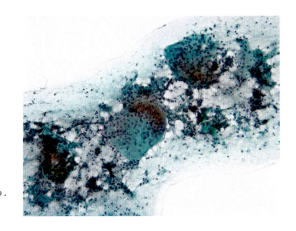

図3　亜急性甲状腺炎の細胞像
炎症性の背景に，多くの多核組織球を認める．

■文　献

1) 飯高　誠：Ⅲ 亜急性甲状腺炎．伊藤國彦監．三村　孝ほか編．甲状腺疾患診療実践マニュアル．第3版．文光堂，p.73-76，2009．
2) 宮川めぐみ：A-3-1 亜急性甲状腺炎．日本乳腺甲状腺超音波医学会編．甲状腺超音波診断ガイドブック．改訂第3版．南江堂，p.67-69，2016．

🔒 LINK

亜急性甲状腺炎の詳しい病態については『実地医家のための甲状腺疾患診療の手引き』(全日本病院出版会)のp.35，181〜183をご参照下さい．

II章 各論
2. 甲状腺の良性疾患（びまん性疾患）
無痛性甲状腺炎
Painless thyroiditis

■ 概　要

- 甲状腺組織の破壊を伴う一過性の炎症で，亜急性甲状腺炎のような自発痛，圧痛がないものをいう．
- 血液データは，甲状腺ホルモン高値，甲状腺刺激ホルモン（TSH）低値であるため，バセドウ病との鑑別が必要で，甲状腺シンチグラム（^{123}I, ^{131}I, ^{99m}TcO$_4^-$）で 24 時間摂取率が低値を示す．

■ ポイント解説：超音波像は ココ を診る！

- 大きさは正常から軽度腫大を呈する．
- 破壊性炎症を伴う部位には低エコー領域が認められる．

■ 超音波画像・細胞診像・写真

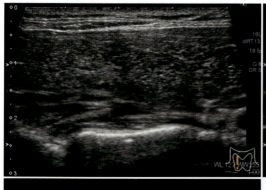
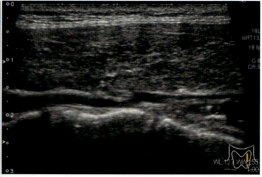
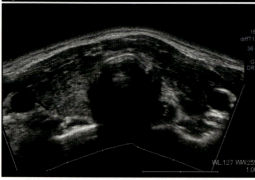

a	b
c	

図1 無痛性甲状腺炎
甲状腺の大きさは軽度腫大し，内部エコー不均質である（B モード，縦断像（a, b）と panoramic view 像，横断像（c））．
血液データは甲状腺機能亢進であったが，放射性ヨウ素による甲状腺摂取率測定で，24 時間値が 1％と抑制されていたことから，無痛性甲状腺炎と診断された．

表1 無痛性甲状腺炎．血液データ（初診時）

	FT$_3$（pg/mL）	FT$_4$（ng/dL）	TSH（μIU/mL）	TRAb（IU/L）
基準範囲	2.2〜4.3	0.8〜1.6	0.2〜4.5	2.0 未満
初診時	19.7	6.28	0.01	0.3 未満

■ 文　献

1) 吉村　弘, 百渓尚子：Ⅳ 無痛性甲状腺炎. 伊藤國彦監. 三村　孝ほか編. 甲状腺疾患診療実践マニュアル. 第3版. 文光堂, p.76-79, 2009.
2) 宮川めぐみ：A-3-2 無痛性甲状腺炎. 日本乳腺甲状腺超音波医学会編. 甲状腺超音波診断ガイドブック. 改訂第3版. 南江堂, p.69-70, 2016.

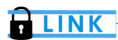

無痛性甲状腺炎の詳しい病態については『実地医家のための甲状腺疾患診療の手引き』（全日本病院出版会）の p.35〜36, 121〜122 をご参照下さい.

II章 各 論

2. 甲状腺の良性疾患（びまん性疾患）
急性化膿性甲状腺炎
Acute suppurative thyroiditis

■ 概　要

- 下咽頭梨状窩瘻を介した細菌感染による甲状腺やその周囲の急性炎症である．
- 上気道炎に続き，前頸部の片側（ほとんどが左側）に強い疼痛，腫脹，発熱を生じる．
- 確定診断には下咽頭梨状窩瘻造影検査が有用である．

■ ポイント解説：超音波像はココを診る！

- 甲状腺上極の周囲外側から，甲状腺内部にかけて広範囲に境界不明瞭，不均質な領域を認める．
- 膿瘍形成に至っては嚢胞を認めることがある．
- 炎症が甲状腺内部に広く波及すると，破壊性炎症により甲状腺腫大を示す．

■ 超音波画像・細胞診像・写真

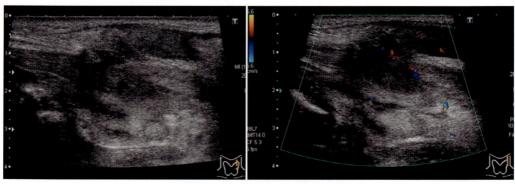

図1　急性化膿性甲状腺炎❶　　　　　　　　　　　　　　　a｜b
a：左葉上極に不明瞭な低エコー領域を認める（Bモード，縦断像）．
b：低エコー領域の血流は乏しい（カラードプラ法，縦断像）．

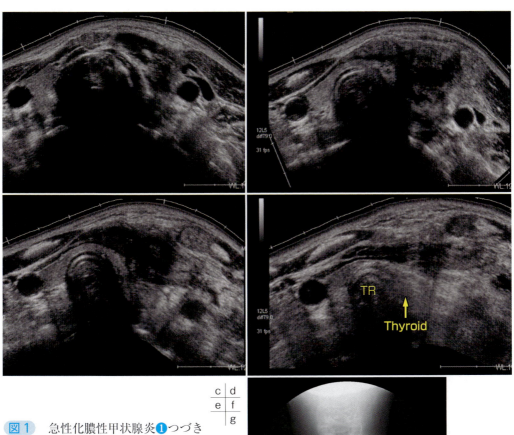

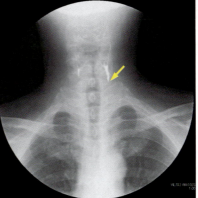

c	d
e	f
	g

図1 急性化膿性甲状腺炎❶つづき

c～f：甲状腺左葉上極から下部にかけて，外部から内部に広がる境界不明瞭な低エコー領域を認める．甲状腺と前頸筋との境界は不明瞭である（panoramic view 像，横断像）．
TR：気管，Thyroid：甲状腺
g：下咽頭梨状窩瘻を認める（下咽頭梨状窩造影像）（矢印）．

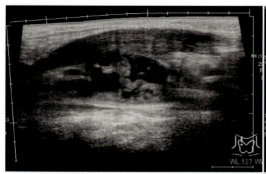
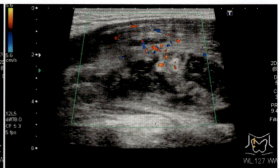
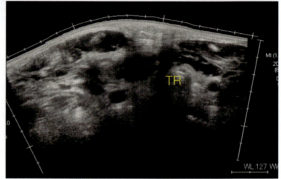

図2　急性化膿性甲状腺炎❷

a	b
	c

a：甲状腺右葉周囲から甲状腺にかけて広範囲に形状不整，境界不明瞭，内部エコー不均質な領域を認める膿瘍像を呈する（Bモード，縦断像）．
b：低エコー領域の血流は乏しい（カラードプラ法，縦断像）．
c：甲状腺と前頸筋との境界は不明瞭である（panoramic view像，横断像）．
TR：気管

■文　献

1) 伊藤公一：Ⅴ　急性化膿性甲状腺炎．伊藤國彦監．三村　孝ほか編．甲状腺疾患診療実践マニュアル．第3版．文光堂，p.80-82，2009．

2) 宮川めぐみ：A-3-4　急性化膿性甲状腺炎．日本乳腺甲状腺超音波医学会編．甲状腺超音波診断ガイドブック．改訂第3版．南江堂，p.72-74，2016．

🔒 LINK

（急性）化膿性甲状腺炎の詳しい病態については『実地医家のための甲状腺疾患診療の手引き』（全日本病院出版会）のp.184〜187をご参照下さい．

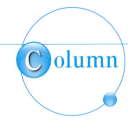

病理学的検査について

　病理学的検査とは摘出された組織材料より病理標本を作製し，病理医が顕微鏡下で形態学的に診断する検査のことです．病理診断は最終的な確定診断として大きな役割を担っています．

　手術で摘出された甲状腺はホルマリンで固定された後，3〜5 mm 間隔でスライスします．スライスする方向は基本的には矢状断ですが，周囲組織との関係や術前直近の超音波画像との対比のため水平断のこともあります．スライスした割面をよく観察し顕微鏡診断に必要な部分を選びますが，この時どこを選び出すかがとても重要になります．例えば，甲状腺外への浸潤の有無を確認するため腫瘍の境界が甲状腺被膜に接している部分は特に注意して標本を作製します．また，濾胞性腫瘍が疑われる場合は，被膜浸潤や脈管浸潤の有無で良悪性の判断がされるため，腫瘍の被膜部分を中心に多数の標本を作製します．

　病理診断は通常ヘマトキシリン・エオジン染色（HE 染色）された標本から診断され，組織の形態や構築などから組織型を分類します．HE 染色だけでは診断に苦慮するような場合や，より詳細な情報を得たい場合は免疫染色を追加することがあります．

　免疫染色とは抗体を用いて病理標本上に存在する特定の抗原を染め出す染色で，当院では主にリンパ腫や髄様癌などで用いられます．

　病理診断に用いられる甲状腺癌取扱い規約（第 7 版）では様々な腫瘍について定められています．病理学的検査を担当する技師達は日々，腫瘍の特性について理解を深めるとともに，新しい知識を取り入れながら業務に取り組んでいます．

II章 各論

3. 甲状腺の良性疾患（結節性疾患）
腺腫様甲状腺腫
Adenomatous goiter

■ 概　要

- 甲状腺組織の過形成と退行性変化が繰り返された結果生じる腫大病変である．
- 頸部腫大以外に目立つ症状はないが，結節内で出血が起こると局所圧迫感や痛みが生じることもある．
- 胸腔内の陰圧と重力により，縦隔内に大きく成長する場合がある．このようなものを一般的に縦隔内甲状腺腫という．
- 単発性の結節を腺腫様結節，多発する結節を腺腫様甲状腺腫という．

■ ポイント解説：超音波像はココを診る！

- 形状は円形から楕円形を呈し，境界は明瞭で境界部低エコー帯は認めないものがほとんどである．
- 内部の性状は，嚢胞変性，線維化，石灰化，出血といった二次的な変化を示すため，嚢胞状から充実性のものまで様々である．
- 内部エコーレベルは等～低エコーと様々で，均質性も様々である．

■ 超音波画像・細胞診像・写真

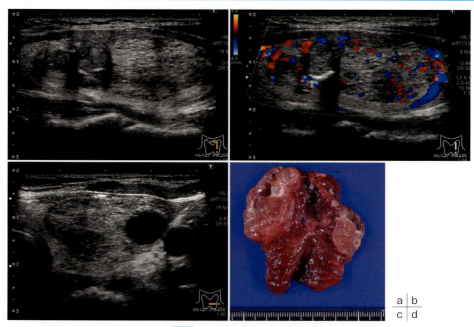

a	b
c	d

図1　腺腫様甲状腺腫 ❶

a：形状整，境界明瞭，内部エコーレベルは等～低で不均質（Bモード，縦断像）．
b：音響陰影を伴う高エコーを認める．血流はあまり認めない（カラードプラ法，縦断像）．
c：嚢胞変性を認める（Bモード，横断像）．
d：摘出標本

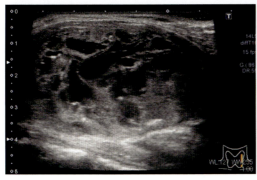 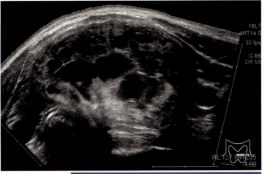

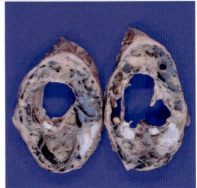

図2 腺腫様甲状腺腫❷
a，b：形状整，境界明瞭，内部エコーレベルはほぼ等で不均質，嚢胞性変化を呈し後方エコーの増強を認める(Bモード，縦断像(a)とpanoramic view像，横断像(b))．
c：ホルマリン固定後割面

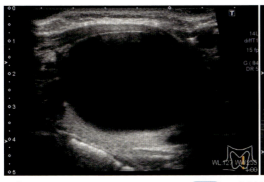 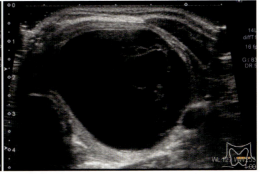

図3 腺腫様甲状腺腫❸
形状整，境界明瞭，内部エコーレベルは無エコー，内部が嚢胞で充満している(Bモード，縦断像(a)と横断像(b))．

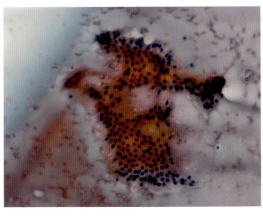

図4 腺腫様甲状腺腫の細胞像
小型の濾胞上皮細胞がシート状集塊で認められる．

■文 献

1) 亀山香織：甲状腺疾患．日本乳腺甲状腺超音波医学会編．甲状腺超音波診断ガイドブック．第3版．南江堂，p.29，2016．
2) 福成信博，中野賢英：腺腫様結節・腺腫様甲状腺腫．日本乳腺甲状腺超音波医学会編．甲状腺超音波診断ガイドブック．第3版．南江堂，p.75-79，2016．
3) 杉野公則：甲状腺良性結節．伊藤國彦監．三村　孝ほか編．甲状腺疾患診療実践マニュアル．第3版．文光堂，p.132-133，2007．
4) 亀山香織：病理組織検査．伊藤國彦監．三村　孝ほか編．甲状腺疾患診療実践マニュアル．第3版．文光堂，p.218，2007．
5) 伊藤國彦監，三村　孝ほか編：腺腫様甲状腺腫．触診所見の特徴．甲状腺疾患診療実践マニュアル．第3版．文光堂，p.231，2007．

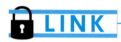

腺腫様甲状腺腫の詳しい病態については『実地医家のための甲状腺疾患診療の手引き』（全日本病院出版会）のp.13，34，129，130，135をご参照下さい。

検査；伊藤病院現場からのコツ
小児の甲状腺超音波画像

　最近我が国では，小児の甲状腺超音波検査への関心が高まっています．そこで小児の甲状腺超音波検査における特徴的な所見について紹介します．

　当院での検討[1]では，4〜15歳716例（触診上甲状腺腫大と結節がなく，甲状腺機能正常かつ抗甲状腺抗体陰性）の約67%に結節（囊胞，充実性結節）が認められました（表1）．この716例のうち456例（63.7%）には囊胞がみられ，そのほとんどは5mm以下でした．また，これらの小囊胞は甲状腺背側に数珠状に並んでみられることが多くあります．

　囊胞がみられた456例のうち経時的変化を追えた189例では，囊胞径の変化や数の変化はみられたものの，経過観察中に結節（囊胞，充実性結節）が悪性の母地となる症例はみられませんでした．

表1 12 MHzデジタルリニアプローブを使用した甲状腺超音波所見の出現頻度

症　例	年齢集団			計
	4〜5歳	6〜10歳	11〜15歳	
	67	209	440	716
囊胞	23（34.3%）	117（56.0%）	316（71.8%）	456（63.7%）
囊胞（≦5 mm）	23（34.3%）	115（55.0%）	301（68.4%）	439（61.3%）
囊胞（>5 mm）	0	2（ 1.0%）	15（ 3.4%）	17（ 2.4%）
充実性結節	0	10（ 4.8%）	15（ 3.4%）	25（ 3.5%）
充実性結節（≦5 mm）	0	2（ 1.0%）	7（ 1.6%）	9（ 1.3%）
充実性結節（>5 mm）	0	8（ 3.8%）	8（ 1.8%）	16（ 2.2%）

■文　献

1) Iwaku K, Noh JY, Sasaki E, et al：Changes in pediatric thyroid sonograms in or nearby the Kanto region before and after the accident at the Fukushima Daiichi nuclear power plant. Endocr J. 61：875-881, 2014.

II章 各論

3. 甲状腺の良性疾患（結節性疾患）
機能性甲状腺結節
Autonomously functioning thyroid nodule

■ 概　要

- 結節自体が甲状腺刺激ホルモン（TSH）の影響を受けずに，自律的に甲状腺ホルモンを分泌する状態
- 腺腫，腺腫様結節，腺腫様甲状腺腫のいずれからも発生する．
- 甲状腺ホルモンを産生する機能を有するため，放射性ヨウ素（またはテクネシウム）も取り込む．
- TSH受容体抗体（TRAb）は陰性である．

■ ポイント解説：超音波像はココを診る！

- 円形または楕円形を呈す．形状は整であり，濾胞腺腫または腺腫様甲状腺腫の所見を示す．
- 結節内の血流は豊富であることが多い．
- 甲状腺シンチグラムで結節に一致したhot nodule（集積の多い場所）を呈する．

■ 超音波画像・細胞診像・写真

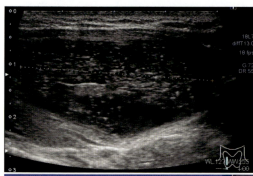
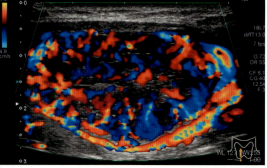
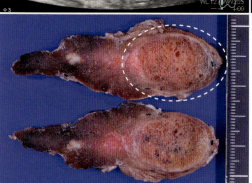

a	b
c	

図1 機能性甲状腺結節
a：形状は楕円形で境界明瞭，内部エコーレベルは低であり微細な高エコーを認める（Bモード，縦断像）．
b：周囲および内部に豊富な血流を認める．エコー上は腺腫様甲状腺腫を考える（カラードプラ法，縦断像）．
c：ホルマリン固定後割面

表1 機能性甲状腺結節．血液データ

	FT_3(pg/mL)	FT_4(ng/dL)	TSH(μIU/mL)	TRAb(IU/L)
基準範囲	2.2〜4.3	0.80〜1.60	0.20〜4.50	2.0未満
手術前	8.1	2.57	0.01	0.3
手術後	2.6	1.12	1.13	

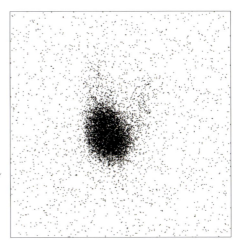

図2 機能性甲状腺結節（甲状腺シンチグラム）
結節に一致した，強い集積を認める．

■文　献

1) 鈴木眞一ほか：A-5 機能性甲状腺結節．日本乳腺甲状腺超音波医学会編．甲状腺超音波診断ガイドブック．改訂第3版．南江堂，p.80-83，2016．
2) 杉野公則：13 甲状腺良性結節　Ⅳ 甲状腺機能性結節．伊藤國彦監．三村　孝ほか編．甲状腺疾患診療実践マニュアル．第3版．文光堂，p.135-136，2007．

II章 各 論
4. 甲状腺の悪性腫瘍

乳頭癌
Papillary carcinoma

■ 概　要

- 甲状腺癌の約90％を占める．
- リンパ節転移を起こしやすく，気管周囲甲状腺の所属リンパ節（Ⅱ，Ⅲ）や内頸静脈に沿ったリンパ節（Ⅴ，Ⅵ）に多い．
- 若年者から高齢者まで各年齢層にみられる．
- 発育は緩徐であり，手術の予後は良好であるが，なかには進行するものがあり，気管，食道などの周囲への浸潤，遠隔転移をきたす症例もある．

■ ポイント解説：超音波像はココを診る！

- 形状は不整であり，境界は不明瞭粗雑で，内部エコーレベルは低く不均質で描出されるものが多い．
- 微細多発高エコーを認めることが特徴的所見の一つである．
- 境界部低エコー帯は不整もしくは認められないものがほとんどである．
- 甲状腺結節（腫瘤）超音波診断基準に準ずる所見が多い．

■ 超音波画像・細胞診像・写真

甲状腺結節（腫瘤）超音波診断基準に準じ，画像より評価できない所見は 表1〜6 にて※とした．

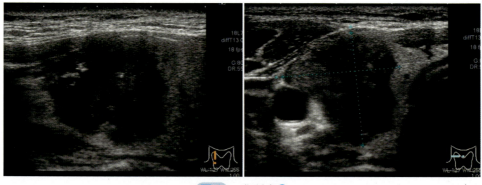

図1　乳頭癌❶　　　　　　　　　　　　　　　　　　　a│b
a，b：形状不整で境界が不明瞭，内部エコーレベルは等〜低で不均質（Bモード，縦断像(a)と横断像(b)）

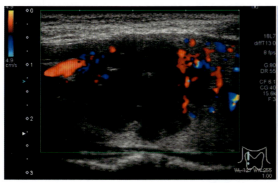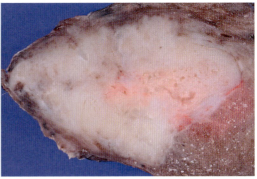

c | d

図1 乳頭癌❶つづき
c：血流は乏しい（カラードプラ法，縦断像）．
d：ホルマリン固定後割面

表1 乳頭癌❶. 超音波所見

	形状	境界の明瞭性・性状	内部エコー		微細高エコー	境界部低エコー帯
			エコーレベル	均質性		
所見	不整	不明瞭・粗雑	等～低	不均質	多発	なし

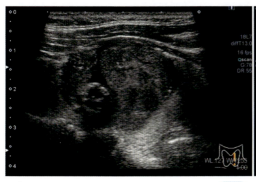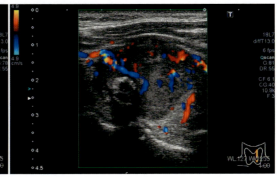

a | b

図2 乳頭癌❷
a：一部破状の環状高エコーを認める（Bモード，縦断像）．
b：中心部まで到達する血流を認める（カラードプラ法，縦断像）．

表2 乳頭癌❷. 超音波所見

	形状	境界の明瞭性・性状	内部エコー		微細高エコー	境界部低エコー帯
			エコーレベル	均質性		
所見	やや不整	明瞭・粗雑	低	不均質	※	なし

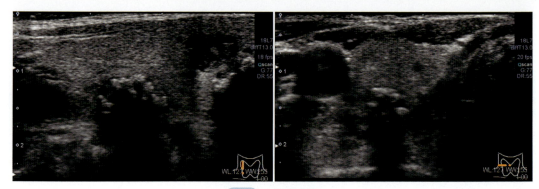

図3　乳頭癌❸　　　　　　　　　　　　　　　　　　　　　　　a｜b

微細〜塊状の高エコーを認め，音響陰影を認める（Bモード，縦断像(a)と横断像(b)）．

表3　乳頭癌❸．超音波所見

	形　状	境界の明瞭性・性状	内部エコー		微細高エコー	境界部低エコー帯
			エコーレベル	均質性		
所　見	不整	不明瞭・粗雑	※	※	多発	なし

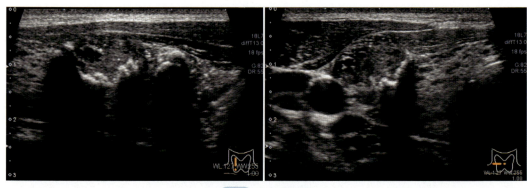

図4　乳頭癌❹　　　　　　　　　　　　　　　　　　　　　　　a｜b

微細〜塊状の高エコーを認め，音響陰影を認める（Bモード，縦断像(a)と横断像(b)）．

表4　乳頭癌❹．超音波所見

	形　状	境界の明瞭性・性状	内部エコー		微細高エコー	境界部低エコー帯
			エコーレベル	均質性		
所　見	不整	不明瞭・粗雑	等〜低	不均質	多発	なし

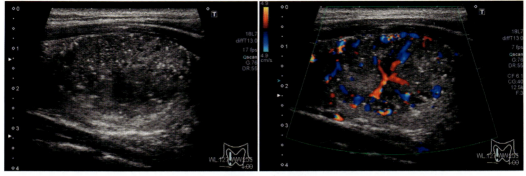

a | b

図5 乳頭癌❺
a：結節内部に微細高エコーの散在を認める（Bモード，縦断像）．
b：中心部まで到達する血流を認める（カラードプラ法，縦断像）．

表5 乳頭癌❺．超音波所見

所見	形状	境界の明瞭性・性状	内部エコー		微細高エコー	境界部低エコー帯
			エコーレベル	均質性		
所見	不整	不明瞭・やや粗雑	等〜低	不均質	多発	なし

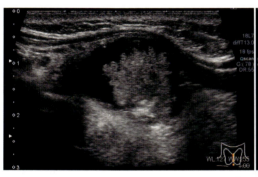
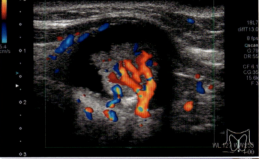
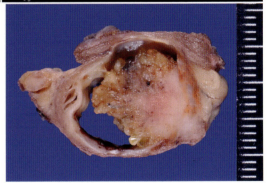

a | b
　| c

図6 乳頭癌❻
a：囊胞内に不整な充実性の突起を認める（Bモード，縦断像）．
b：突起内には血流を認める（カラードプラ法，縦断像）．
c：ホルマリン固定後割面．超音波像に一致して囊胞内に不整な充実性の突起を認める．

表6 乳頭癌❻．超音波所見

所見	形状	境界の明瞭性・性状	内部エコー		微細高エコー	境界部低エコー帯
			エコーレベル	均質性		
所見	不整	不明瞭・一部粗雑	等	不均質	なし	なし

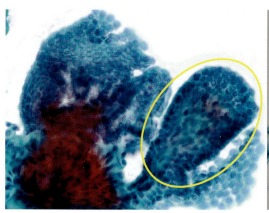 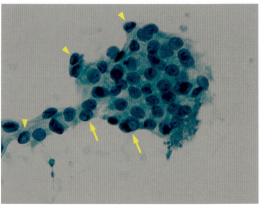

図7 乳頭癌細胞診像　　a|b
a：細胞密度の高い，乳頭状集塊（囲み）を認める．
b：核の溝（矢頭）や核内細胞質封入体（矢印）を認める．

■ 文　献

1) 杉野公則：悪性腫瘍．伊藤國彦監．三村　孝編．甲状腺疾患診療マニュアル．第3版．文光堂，p.141, 2007.

2) 鈴木眞一：C 結節性病変．日本乳腺甲状腺超音波学会編．甲状腺超音波診断ガイドブック．第3版．南江堂，p.50, 2016.

検査；伊藤病院現場からのコツ
胸鎖乳突筋によるアーチファクトの対応

　甲状腺を観察している際，甲状腺に影ができてしまうことがあります（ 図1 ）． 図1 のような場合は，胸鎖乳突筋の断端部分が原因です．胸鎖乳突筋の断端部分は曲線を描いているため超音波の屈折が起こり，直下へ届く超音波が減少し，甲状腺にシャドーを引いてしまいます．特に男性などの筋肉が発達している患者様に多くみられるアーチファクトです．結節付近にシャドーを引いたり，結節にシャドーがかぶってしまうと，形状や内部エコーの把握が困難となり，良悪の判断が難しくなることがあります． 図1 は結節付近にシャドーが引かれて，形状や内部エコーが観察しづらくなっています．そのような場合の対応として，患者様に協力してもらい，頭を検査している首とは反対の方向に向けてもらいます．そうすると， 図2 のように胸鎖乳突筋が動き，筋肉の断端によるシャドーが結節にかからなくなります．よって，結節が明瞭に描出され，形状や内部エコーの把握が容易になります．

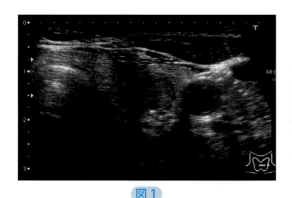

図1

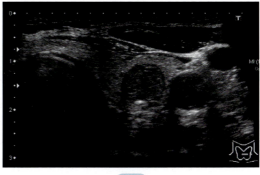

図2

> Ⅱ章 各 論
> 4. 甲状腺の悪性腫瘍
> # 微小癌
> Microcarcinoma

動画㉝〜㊱

■ 概　要

- 検査時に腫瘍の最大径が10 mm以下の甲状腺癌を指す．
- 組織学的には乳頭癌が多い．

■ ポイント解説：超音波像はココを診る！

- 腫瘍径は小さいが通常の乳頭癌所見と同様で，形状は不整であり境界は不明瞭粗雑で内部エコーレベルは低く不均質なものが多い．
- 横断像において縦横比が高い傾向にある．
- 境界が平滑で高エコーを伴わない症例など，良性結節と類似した所見がみられることもある．

■ 超音波画像・細胞診像・写真

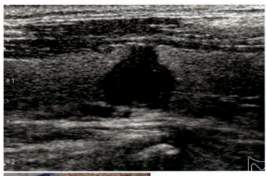
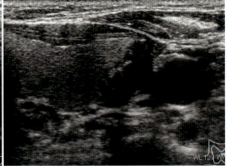
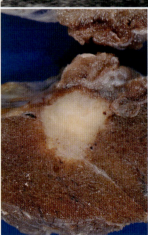

a	b
c	

図1　微小癌❶（最大径：9.6 mm）
a：形状凸の腫瘍を認める（Bモード，縦断像）．
b：縦断像と比べ，境界は一部不明瞭である（Bモード，横断像）．
c：ホルマリン固定後割面

表1　微小癌❶．超音波所見

	形状	境界の明瞭性・性状	内部エコー		微細高エコー	境界部低エコー帯
			エコーレベル	均質性		
所見	不整	明瞭・粗雑	低	不均質	多発	なし

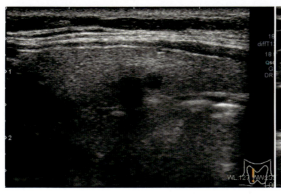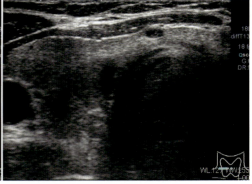

a．Bモード，縦断像　　　b．結節の縦横比は高い（Bモード，横断像）．

図2　微小癌❷（最大径：5.3 mm）

表2　微小癌❷ 超音波所見

	形状	境界の明瞭性・性状	内部エコー		微細高エコー	境界部低エコー帯
			エコーレベル	均質性		
所見	不整	不明瞭・粗雑	低	不均質	なし	なし

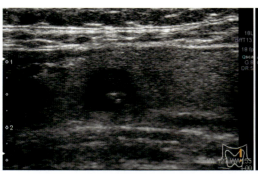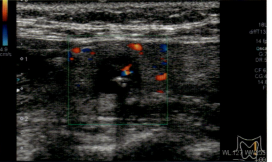

a．内部にわずかに微細高エコーを認める（Bモード，縦断像）．　　　b．内部に血流をわずかに認める（カラードプラ法，縦断像）．

図3　微小癌❸（最大径：7.8 mm）

表3　微小癌❸ 超音波所見

	形状	境界の明瞭性・性状	内部エコー		微細高エコー	境界部低エコー帯
			エコーレベル	均質性		
所見	不整	不明瞭・粗雑	低	不均質	多発	なし

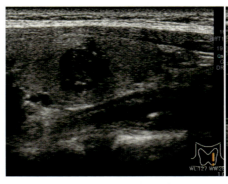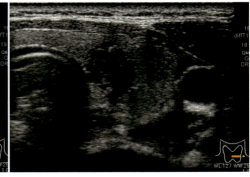

a．Bモード，縦断像　　　b．結節の縦横比は高い（Bモード，横断像）．

図4　微小癌❹（最大径：8.3 mm）

表4　微小癌❹ 超音波所見

	形状	境界の明瞭性・性状	内部エコー		微細高エコー	境界部低エコー帯
			エコーレベル	均質性		
所見	不整	不明瞭・粗雑	低	不均質	多発	なし

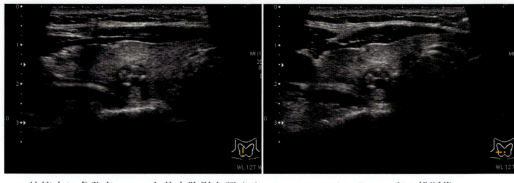

a．結節内に多発高エコーと後方陰影を認める（Bモード，縦断像）．　　b．Bモード，横断像

図5　微小癌❺（最大径：7.6 mm）

表5　微小癌❺．超音波所見

	形　状	境界の明瞭性・性状	内部エコー		微細高エコー	境界部低エコー帯
			エコーレベル	均質性		
所　見	やや不整	不明瞭	等〜低	不均質	多発	なし

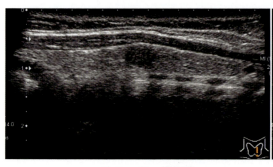

a．Bモード，縦断像　　b．形状整，内部エコーレベルほぼ等の良性様の所見を認める（Bモード，横断像）．

図6　微小癌❻（最大径：5.6 mm）

表6　微小癌❻．超音波所見

	形　状	境界の明瞭性・性状	内部エコー		微細高エコー	境界部低エコー帯
			エコーレベル	均質性		
所　見	整	明瞭・平滑	等〜低	均質	なし	なし

■文　献

1) 鈴木眞一：C 結節性病変．日本乳腺甲状腺超音波学会編．甲状腺超音波診断ガイドブック．第3版．南江堂，p.50，2016．
2) 小林　薫：B-1 乳頭癌．日本乳腺甲状腺超音波学会編．甲状腺超音波診断ガイドブック．第3版．南江堂，p.94-96，2016．

検査；伊藤病院現場からのコツ
峡部にある結節の描出のコツ

　図1のように形状が捉えづらく，良悪性の判断が付かない峡部にある結節について，描出のコツを紹介します．

1. 峡部を観察するには，気管によるアーチファクトを避けながら走査しなければなりません．気管付近は多重反射の影響を大きく受けます．

　多重反射とは超音波ビーム上に強い反射面があるとプローブとの間で反射が繰り返されることによって起こります．

　回避するには以下の方法があります．
　① プローブの圧迫を弱くしたり，超音波ゼリーを厚く盛るなどしてプローブと結節との距離をとる．
　② 反射体に対し，斜めにビームを入れるため，プローブを垂直に当てず，斜めにする．
　③ 患者様に首の角度や向きを変えてもらう．

2. 機器設定を細かく変更することでも，アーチファクトの影響を軽減することができます．以下，方法を示します．
　① フォーカスを結節の位置に合わせ，最適なゲインに設定しSTC（sensitivity time control）で結節付近の明るさを微調整する．
　② デプスを下げて，結節を拡大して観察する．
　③ プローブの設定はリニアにする．

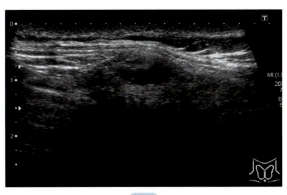

図1

II章 各論

4. 甲状腺の悪性腫瘍

濾胞型乳頭癌
Papillary carcinoma, follicular variant

■ 概　要

- 組織学的分類は乳頭癌の特殊型に分類される．
- 乳頭癌の核所見を有し，濾胞状構造のみからなる乳頭癌である．

■ ポイント解説：超音波像はココを診る！

- 典型的な悪性所見と良性所見を呈するものがあり，超音波検査での特定は困難である．

■ 超音波画像・細胞診像・写真

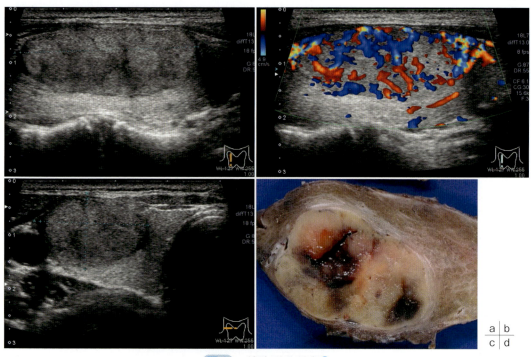

a	b
c	d

図1　濾胞型乳頭癌❶

a，c：内部エコー不均質であり，後方エコーの増強を認める（Bモード，縦断像(a)と横断像(c)）．
b：豊富な血流を認める（カラードプラ法，縦断像）．
d：ホルマリン固定後割面．線維性被膜に覆われた乳白色の充実性結節を認める．

表1　濾胞型乳頭癌❶．超音波所見

	形　状	境界の明瞭性・性状	内部エコー		微細高エコー	境界部低エコー帯
			エコーレベル	均質性		
所　見	整	明瞭・平滑	等〜低	不均質	なし	なし

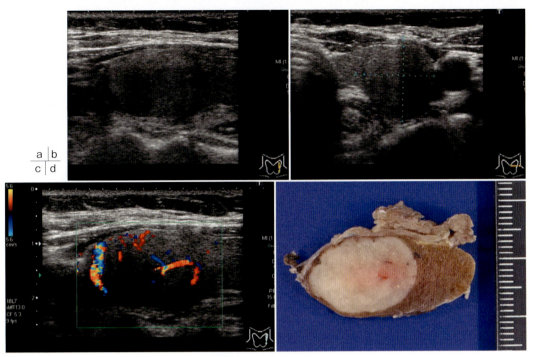

図2 濾胞型乳頭癌❷

a, b: 形状不整, 内部エコー不均質な結節を認める(Bモード, 縦断像(a)と横断像(b)).
c: 血流は少ない(カラードプラ法, 縦断像).
d: ホルマリン固定後割面. 形状不整な乳白色の充実性結節を認める.

表2 濾胞型乳頭癌❷. 超音波所見

	形状	境界の明瞭性・性状	内部エコー		微細高エコー	境界部低エコー帯
			エコーレベル	均質性		
所見	不整	明瞭・平滑	等〜低	不均質	なし	なし

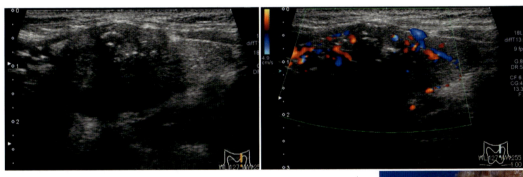

図3 濾胞型乳頭癌❸

a: 内部エコーレベルは低く, 内部に微細高エコーを多数認める(Bモード, 縦断像).
b: 血流は乏しい(カラードプラ法, 縦断像).
c: ホルマリン固定後割面. 超音波に一致して形状不整な乳白色の結節を認める.

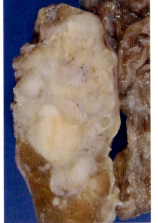

表3 濾胞型乳頭癌❸. 超音波所見

	形状	境界の明瞭性・性状	内部エコー		微細高エコー	境界部低エコー帯
			エコーレベル	均質性		
所見	不整	不明瞭・粗雑	低	不均質	多発	なし

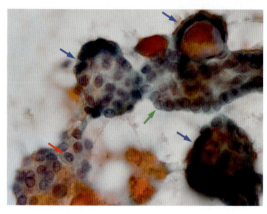

図4 濾胞型乳頭癌の細胞像
濾胞状構造からなる細胞集塊（青矢印）．腫瘍細胞の核には乳頭癌の特徴所見である，核内細胞質封入体（赤矢印）と核の溝（緑矢印）を認める．

■文　献

1) 小林　薫：乳頭癌．日本乳腺甲状腺超音波学会編．甲状腺超音波診断ガイドブック．第3版．南江堂, p.89, 2016.
2) 日本甲状腺外科学会編：甲状腺癌取扱い規約．第7版．金原出版, p.17, 2015.

検査；伊藤病院現場からのコツ
甲状腺撮影時の体位について

　超音波検査を行う際，患者様に首を伸ばしてもらうように声掛けをします．男性の場合，甲状腺が首の下のほうに位置していることが多く，伸ばしてもらうことで位置が上がってきます．しかし伸ばしすぎると首に負担がかかるので，首の後ろにタオルなどを挟むと負担が軽減されます．また，高齢者の場合も甲状腺が首の下のほうに位置していることがあり，伸ばすのが辛い場合は息を大きく吸ってもらい，長く吐いて途中で止めた状態で検査をすると下のほうまで撮影することができます．この方法は，呼吸によって甲状腺が動いてしまい撮影が困難なときにも有用です．

　リンパ節を撮影する際やアーチファクトが写り込んでしまう場合は，患者様に横を向いてもらい検査することがあります．横を向いてもらい，プローブを当てる角度を変えることにより正面では撮影しにくい部位を綺麗に写すことができます．

　検査を行う際に気をつけることは，プローブを強く押し当て過ぎないことです．喉を強く押し過ぎると咽頭反射を引き起こす原因になります．また首には総頸動脈などの血管も走行しているため，血管迷走神経反射を引き起こす原因にもなります．これらを防止するため，ゼリーを首に多く乗せ，上から優しくプローブを当てて検査することも大切です．

II章 各論

4. 甲状腺の悪性腫瘍
びまん性硬化型乳頭癌
Papillary carcinoma, diffuse sclerosing variant

■ 概　要

- 乳頭癌の特殊型の一種で，若年者に多い．
- リンパ節転移は高率で，遠隔転移も多い．

■ ポイント解説：超音波像はココを診る！

- 明らかな結節を認めず，甲状腺内に微細高エコーが多発・散在する．
- 所属リンパ節への転移は高率で，内部エコーは甲状腺と同様の微細高エコーを認める．

■ 超音波画像・細胞診像・写真

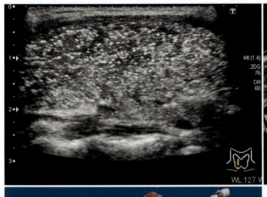
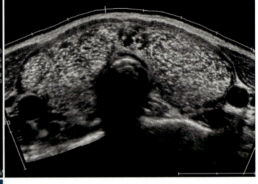
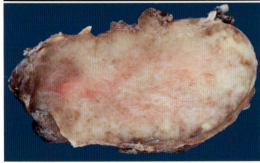

a	b
c	

図1 びまん性硬化型乳頭癌❶

a：甲状腺内部に明らかな結節は認めない（Bモード，縦断像）．
b：両葉に微細高エコーが散在している（panoramic view 像，横断像）．
c：ホルマリン固定後割面．肉眼的にも明らかな結節は認めない．

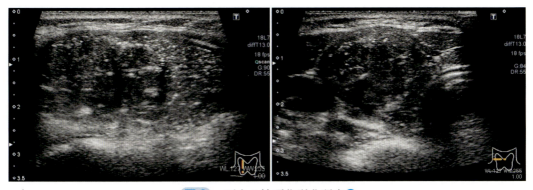

a│b　　図2　びまん性硬化型乳頭癌❷
甲状腺内部に微細高エコーが散在しており，明らかな結節は認めない
（Bモード，縦断像(a)と横断像(b))．

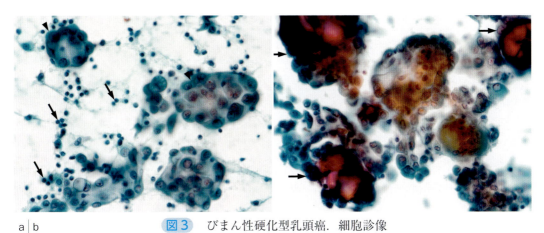

a│b　　図3　びまん性硬化型乳頭癌．細胞診像
a：多数のリンパ球（矢印）と扁平上皮化生を伴った腫瘍細胞（矢頭）を認める．
b：多数の砂粒体（矢印）を認める．

■文　献

1) 小林　薫：B-1 乳頭癌．日本乳腺甲状腺超音波医学会編．甲状腺超音波診断ガイドブック．第3版．南江堂，p.91-92, 2016.

II章 各論

4. 甲状腺の悪性腫瘍

濾胞癌（濾胞腺腫）
Follicular carcinoma (Follicular adenoma)

■ 概　要

- 濾胞性腫瘍は，良性は濾胞腺腫，悪性は微少浸潤型濾胞癌，広汎浸潤型濾胞癌に分類される．
- エコー上，濾胞腺腫と濾胞癌（特に微少浸潤型）は鑑別困難なことが多い．また，腺腫様甲状腺腫と濾胞性腫瘍の鑑別が困難であることも少なくない．
- 被膜浸潤，脈管浸潤，あるいは甲状腺外への転移のいずれか1つが組織学的に認められた場合，濾胞癌と診断される．
- 浸潤様式により微少浸潤型と広汎浸潤型に分類され，広汎浸潤型は微少浸潤型に比べ予後不良である．

■ ポイント解説：超音波像は ココ を診る！

- 形状は整であることが多い．しかし，濾胞癌では全体の2割程度で形状不整が認められる．
- 内部エコーレベルは等〜低と様々で，均質性についても様々である．濾胞癌の7割で不均質性が認められ，濾胞腺腫でも腫瘍径の増大に伴って不均質性が増加傾向にあるが，濾胞癌に比べて出現頻度は少ない．
- 濾胞癌では境界部低エコー帯がみられることが多い．不整である頻度は2割程度と少ない．
- パルスドプラの血流解析では，濾胞癌はPI（pulsatility index）値やRI（resistance index）値が高いとの報告がある．

■ 超音波画像・細胞診像・写真

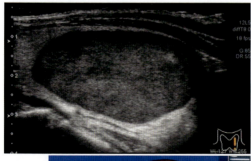
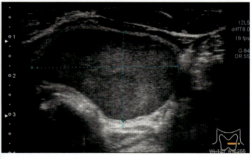
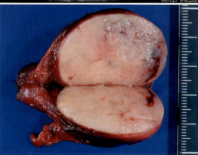

a	b
c	

図1　濾胞腺腫❶-1
TgAb：陰性，手術前 Tg：32.26 ng/mL
a，b：形状整，境界明瞭平滑，内部エコーレベルは低く不均質（Bモード，縦断像(a)と横断像(b)）
c：摘出標本

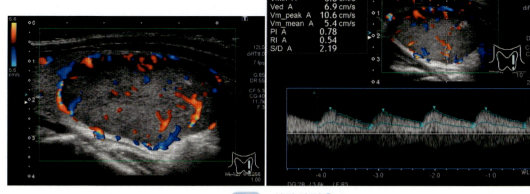

図2 濾胞腺腫❶-2

内部に血流を認める．パルスドプラの血流解析でPI：0.78，RI：0.54（カラードプラ法，縦断像）
病理組織診断：濾胞腺腫（左葉切除）

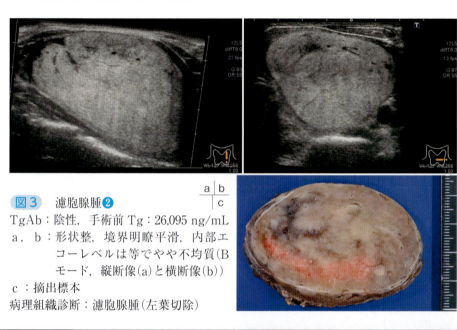

図3 濾胞腺腫❷

a	b
c	

TgAb：陰性，手術前 Tg：26,095 ng/mL
a，b：形状整，境界明瞭平滑，内部エコーレベルは等でやや不均質（Bモード，縦断像（a）と横断像（b））
c：摘出標本
病理組織診断：濾胞腺腫（左葉切除）

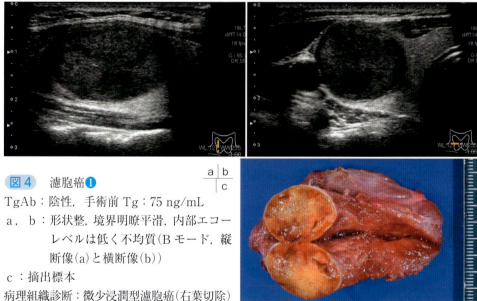

図4 濾胞癌❶

a	b
c	

TgAb：陰性，手術前 Tg：75 ng/mL
a，b：形状整，境界明瞭平滑，内部エコーレベルは低く不均質（Bモード，縦断像（a）と横断像（b））
c：摘出標本
病理組織診断：微少浸潤型濾胞癌（右葉切除）

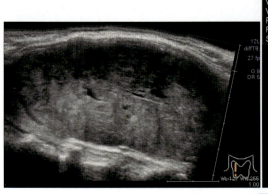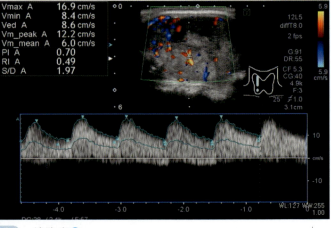

図5 濾胞癌❷　　　　　　　　　　　　　　　　　　　　　a|b

TgAb：陰性，手術前 Tg：10,713 ng/mL
a：形状整，境界明瞭平滑，内部エコーレベルは等〜低で不均質（panoramic view 像，縦断像）
b：内部に貫通する血流を認め，パルスドプラの血流解析で PI：0.70，RI：0.49（カラードプラ法，縦断像）
病理組織診断：微少浸潤型濾胞癌（右葉切除）

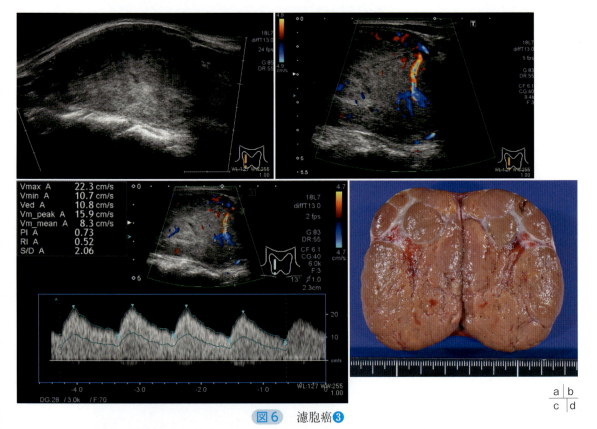

図6 濾胞癌❸　　　　　　　　　　　　　　　　　　　　　a|b / c|d

TgAb：陰性，手術前 Tg：2,362 ng/mL
a：形状整，境界明瞭平滑，内部エコーレベルは等〜低で不均質（panoramic view 像，縦断像）
b，c：内部に貫通する血流を認め，パルスドプラの血流解析で PI：0.73，RI：0.52（カラードプラ法，縦断像）
d：摘出標本
病理組織診断：好酸性細胞型微少浸潤型濾胞癌（右葉切除）

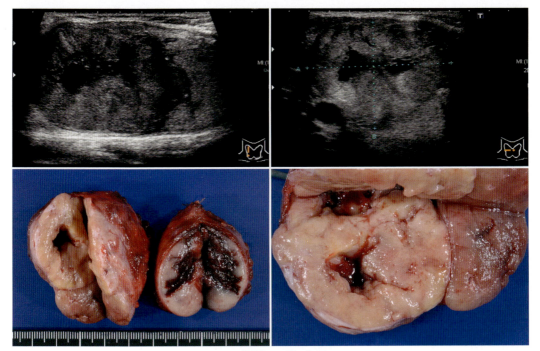

図7 濾胞癌❹-1

a, b：形状不整, 境界明瞭平滑, 内部エコーレベルは低く不均質, 内部に嚢胞性変化を認める（Bモード, 縦断像(a)と横断像(b)）.
c, d：摘出標本

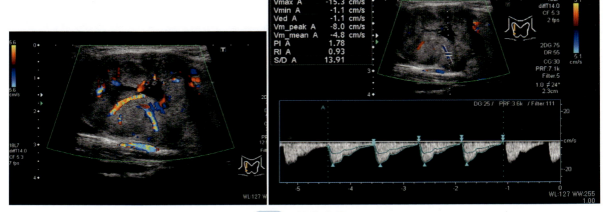

図8 濾胞癌❹-2

TgAb：陰性, 手術前 Tg：1,578 ng/mL
カラードプラで内部に貫通する血流を認め, パルスドプラの血流解析でPI：1.78, RI：0.93
（カラードプラ法, 縦断像）
病理組織診断：広汎浸潤型濾胞癌（全摘術）

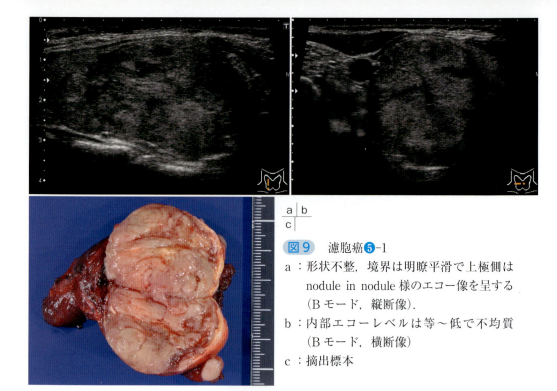

図9 濾胞癌❺-1
a：形状不整，境界は明瞭平滑で上極側は nodule in nodule 様のエコー像を呈する（Bモード，縦断像）．
b：内部エコーレベルは等〜低で不均質（Bモード，横断像）
c：摘出標本

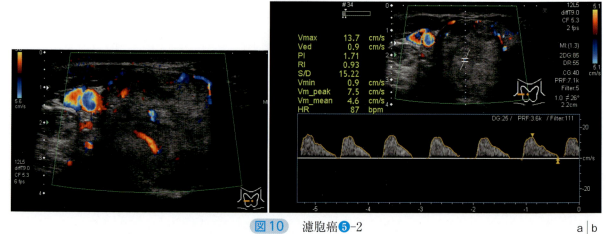

図10 濾胞癌❺-2

TgAb：陰性，手術前 Tg：120 ng/mL
内部に貫通する血流を認め，パルスドプラの血流解析で PI：1.71，RI：0.93（カラードプラ法，横断像）
病理組織診断：広汎浸潤型濾胞癌（右葉切除）

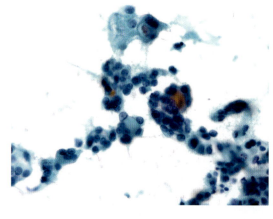

図11 濾胞性腫瘍の細胞像
小濾胞構造を認める．

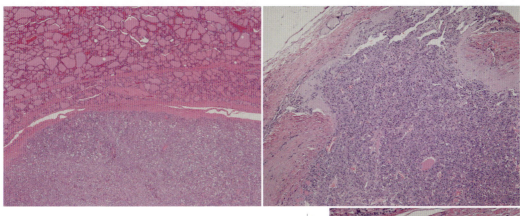
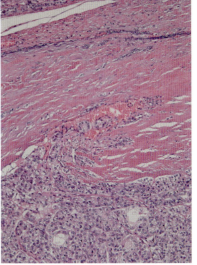

図12　濾胞性腫瘍の組織像
a：線維性被膜で覆われ，被膜浸潤，脈管浸潤は認めない（濾胞腺腫）．
b：被膜浸潤像．腫瘍細胞が被膜を突き破っている（濾胞癌）．
c：脈管浸潤像．血管に腫瘍細胞が入り込んでいる（濾胞癌）．

■文　献

1) 杉野公則：悪性腫瘍．伊藤國彦監．三村　孝ほか編．甲状腺疾患診療実践マニュアル．第3版．文光堂，p.140, 2007.
2) 福成信博：濾胞癌（濾胞腺腫）．日本乳腺甲状腺超音波医学会編．甲状腺超音波診断ガイドブック．第3版．南江堂，p.100-105, 2016.
3) 日本甲状腺外科学会編：甲状腺癌取扱い規約．第7版．金原出版，p.14-16, 18-20, 2015.
4) 廣川満良：濾胞癌．坂本穆彦ほか編．甲状腺癌．文光堂，p.30-43, 2011.
5) 廣川満良：濾胞腺腫．坂本穆彦ほか編．甲状腺癌．文光堂，p.90-99, 2011.

🔓 LINK

濾胞癌（濾胞腺腫）の詳しい病態については『実地医家のための甲状腺疾患診療の手引き』（全日本病院出版会）のp.31, 146〜148, 163〜166をご参照下さい．

> II章 各 論
> 4. 甲状腺の悪性腫瘍
>
> # 髄様癌
> Medullary carcinoma

動画アリ
動画㊼〜㊿

■ 概　要

- 甲状腺傍濾胞上皮細胞（C 細胞）由来の癌であり，C 細胞が多く存在する甲状腺上極 1/3 の部位に好発する．
- 血中カルシトニン（CT），CEA が高値を示す．
- 遺伝性の確定診断としては RET 遺伝子検査が有用である．
- 多くの症例で，腫瘍部の間質にアミロイドの沈着を認める．

■ ポイント解説：超音波像はココを診る！

- 病理組織像の多彩さを反映し，超音波像も乳頭癌，腺腫，腺腫様甲状腺腫に類似したものも多く，超音波像のみでの髄様癌推定は困難である．
- 髄様癌にみられる高エコーは乳頭癌と比較して大きいことが多い．
- 嚢胞形成を伴うものもある．

■ 超音波画像・細胞診像・写真

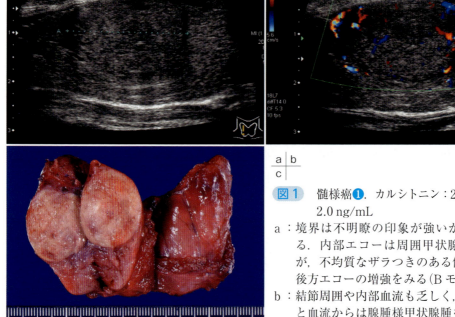

a	b
c	

図 1　髄様癌❶．カルシトニン：26 pg/mL，CEA：2.0 ng/mL

a：境界は不明瞭の印象が強いが，形状は整である．内部エコーは周囲甲状腺部と同等であるが，不均質なザラつきのある像である．僅かに後方エコーの増強をみる（B モード，縦断像）．

b：結節周囲や内部血流も乏しく，境界不明瞭な点と血流からは腺腫様甲状腺腫を第一に考えてしまう超音波像である（カラードプラ法，縦断像）．

c：摘出標本．右葉上極に腫瘍径が 20 mm 大で割面が黄白色の充実性腫瘍を認める．

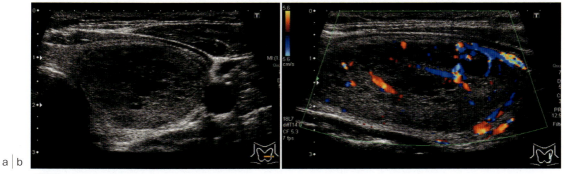

a|b

図2 髄様癌❷(腺腫様甲状腺腫に類似の症例). カルシトニン:366.6 pg/mL, CEA:0.9 ng/mL
a:充実部分に囊胞の混在する結節である. 形状は整で境界明瞭・平滑, 微細高エコーを有してザラつく不均質な像である(Bモード, 横断像).
b:充実部分に血流豊富であるが, その流速は緩やかであり濾胞性腫瘍のように勢いのある血流はみられない(カラードプラ法, 縦断像).

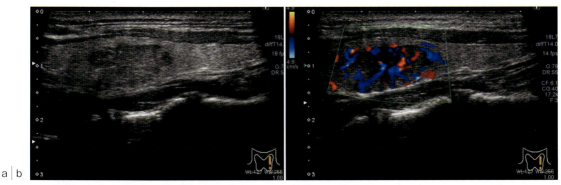

a|b

図3 髄様癌❸(乳頭癌に類似の症例). カルシトニン:103.0 pg/mL, CEA:11.7 ng/mL
a:形状は不整で境界不明瞭・粗雑, 内部エコーレベルはやや低〜等エコーな結節を認める. 高エコーは認めないが, 内部エコーのザラつきなどが気になる点である(Bモード, 縦断像).
b:結節の周囲から中央に向かう緩やかな血流が豊富である(カラードプラ法, 縦断像).

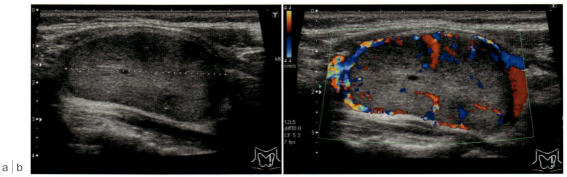

a|b

図4 髄様癌❹(濾胞性腫瘍に類似の症例). カルシトニン:1,470 pg/mL, CEA:3.6 ng/mL
a:形状は整で境界明瞭, 内部エコーレベルは低〜等で不均質, 境界部低エコー帯に不整な充実性結節を認める. 微細高エコーは認めない(Bモード, 縦断像).
b:血流は緩やかではあるが, 結節周囲から内部に流入する血流を認める(カラードプラ法, 縦断像).

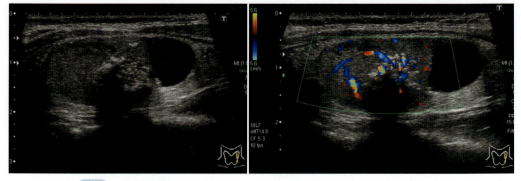

図5 髄様癌❺．カルシトニン：1,300 pg/mL，CEA：44.2 ng/mL　　　a｜b
a：形状は整で境界明瞭，内部エコーは不均質で囊胞変性部分を有した腺腫様甲状腺腫様の結節であるが，微細高エコーを中心部に認め，乳頭癌との鑑別も求められる（Bモード，縦断像）．
b：充実部分に緩やかな血流を認める（カラードプラ法，縦断像）．

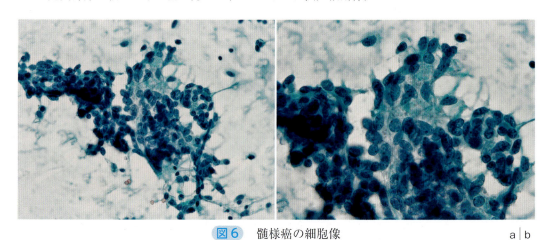

図6 髄様癌の細胞像　　　a｜b
a：細胞集塊からほつれるように緩やかな上皮性結合の腫瘍で，乳頭状や濾胞状といった構造は呈さない．
b：核は類円形から紡錘形で，神経内分泌腫瘍特有の粗顆粒状のクロマチンを呈する．核形不整は目立たない．

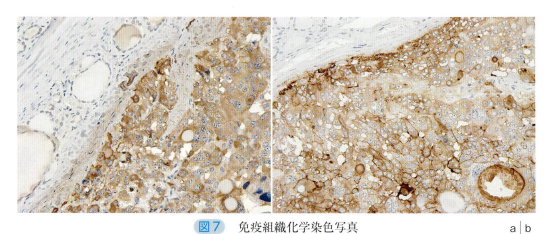

図7 免疫組織化学染色写真　　　a｜b
腫瘍細胞はカルシトニン，CEAともに陽性像を呈する．
　a：カルシトニン
　b：CEA

■文献

1) 内野眞也：Ⅵ 疾患別診断 B 甲状腺の悪性疾患．日本乳腺甲状腺超音波医学会編．甲状腺超音波診断ガイドブック．改訂第3版．南江堂，p.107-111, 2016.
2) 覚堂健一，尾崎　敬：Ⅰ 悪性腫瘍 髄様癌(C細胞癌)．坂本穆彦ほか編．腫瘍病理鑑別診断アトラス 甲状腺癌．文光堂，p.62-70, 2011.
3) 多発性内分泌腫瘍診療ガイドブック編集委員会編：2 診断 a 甲状腺髄様癌．多発性内分泌腫瘍症診療ガイドブック．金原出版，p.103-104, 2013.
4) Mullingan LM, et al：Germ-line mutations of the RET proto-oncogene in multiple endocrine neoplasia type 2A. Nature. 363：458-460, 1993.

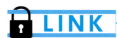

髄様癌の詳しい病態については『実地医家のための甲状腺疾患診療の手引き』(全日本病院出版会)のp.167〜169をご参照下さい．

> II章 各 論
>
> 4. 甲状腺の悪性腫瘍
>
> # 低分化癌
> Poorly differentiated carcinoma

■ 概　要

- 低分化癌は予後良好な高分化乳頭癌および高分化濾胞癌と，予後不良な未分化癌との中間的な形態像および生物学的態度を示す濾胞上皮由来の悪性腫瘍である．

■ ポイント解説：超音波像はココを診る！

- 分化癌があったと予想される部分は環状石灰化がみられる場合も多い．
- 通常の分化癌よりも周囲への浸潤傾向が強い所見が得られる．
- 内部エコーレベルが低く腫瘍境界部が不明瞭になる．
- 超音波検査で低分化癌を診断することは困難である．

■ 超音波画像・細胞診像・写真

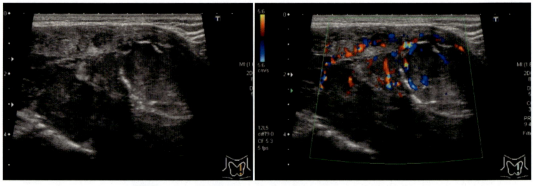

図1　低分化癌❶-1（濾胞癌を発生母地とする例）　　　　　　　　　　　　　a｜b

a：卵殻状の石灰化を認め，その周囲に低エコー域が左葉全体に広がり腫瘍境界は不明瞭で特定ができない（Bモード，縦断像）．
b：血流は卵殻状の石灰化の周囲に多く認める（カラードプラ法，縦断像）．

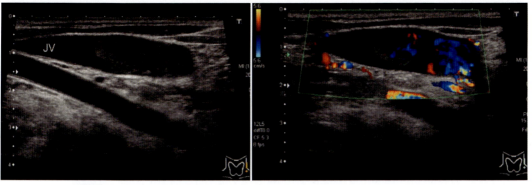

a|b　　図2　低分化癌❶-2（内頸静脈血栓あり）（濾胞癌を発生母地とする例）
　　a：左内頸静脈内に血栓を有し，腫瘍の甲状腺外への広がりをみせる（Bモード，縦断像）．
　　b：頸静脈内の腫瘍塞栓充実部分に血流を認める（カラードプラ法，縦断像）．

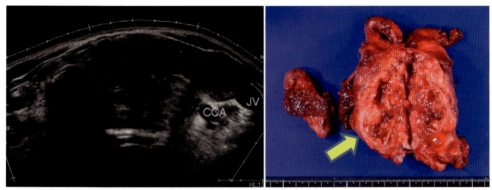

a|b　　図3　低分化癌❶-3（濾胞癌を発生母地とする例）
a：甲状腺左葉腫瘍と周囲組織との境界が不明瞭で，左内頸静脈への浸潤も示唆される
　（panoramic view 像，横断像）．
　　CCA：総頸動脈
　　JV：頸静脈
b：図1にみられる卵殻状石灰化が，摘出標本の矢印部分にみられる．

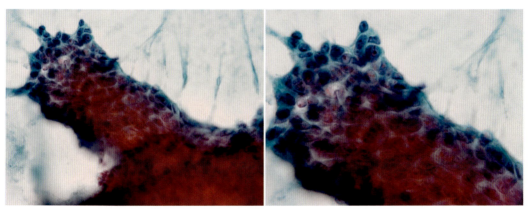

a|b　　図4　低分化癌❶-4（濾胞癌を発生母地とする例）の細胞像
　　a：大型の細胞集塊内に太い索状構造を有する部分が多くみられる．
　　b：核の大小不同や著明な核小体腫大，クロマチンの増量を呈する異型核が重積を伴い
　　　 出現している．

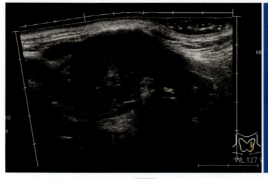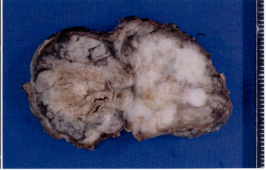

図5 低分化癌❷-1(乳頭癌を発生母地とする例)　　a|b

a：甲状腺左葉全体に腫瘍が広がっており，下極深部に石灰化を認める（panoramic view像，縦断像）．
b：ホルマリン固定後割面．aと同方向の割面

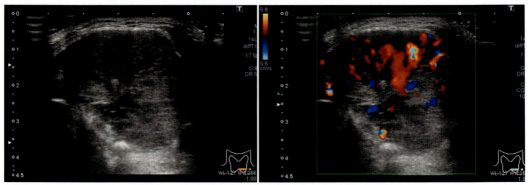

図6 低分化癌❷-2(乳頭癌を発生母地とする例)

図5-a の横断像．左葉の腫瘍は周囲を圧排して増殖している．低エコー部の内部に太い血管を認める．

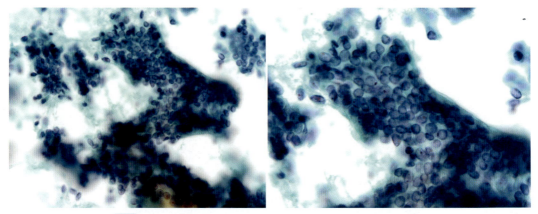

図7 低分化癌❷-3(乳頭癌を発生母地とする例)の細胞像　　a|b

a：不整核の核密度の非常に高い集塊が索状構造優位で出現している．
b：核形不整と微細なクロマチン像からは乳頭癌を考える．

注　釈

　甲状腺癌取扱い規約（第6版）までは乳頭癌や濾胞癌を発生母地とした両方が認められていたが，第7版の規約からは，乳頭癌の核所見を認めるものは充実型乳頭癌に区分されたことより，今後の低分化癌は濾胞癌を発生母地とした低分化成分（充実性・索状・島状）が腫瘍の50％を占める場合と定義されたことになる．

■文　献

1) 日本甲状腺外科学会編：甲状腺癌取扱い規約．第7版．金原出版，p.20-21, 2015.
2) Volante M, et al：Poorly differentiated thyroid carcinoma：the Turin proposal for the use of uniform diagnostic criteria and an algorithmic diagnostic approach. Am J Surg. 32(7)：1256-1264, 2007.

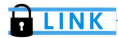

低分化癌の詳しい病態については『実地医家のための甲状腺疾患診療の手引き』（全日本病院出版会）のp.170〜171をご参照下さい．

II章 各論

4. 甲状腺の悪性腫瘍

未分化癌
Undifferentiated (anaplastic) carcinoma

■ 概　要

- 甲状腺癌のなかで最も悪性度が高く，予後不良である．
- 甲状腺悪性腫瘍の1～2％を占める．
- 分化癌（乳頭癌や濾胞癌）が未分化転化することがある．
- 前頸部の急速腫大や疼痛，嗄声，嚥下障害などの主訴がある場合は本疾患を念頭に置く．
- 高齢者に多い．

■ ポイント解説：超音波像はココを診る！

- 分化癌があったと予想される部分は粗大環状石灰化を腫瘍の一部に認める場合が多い．
- 形状不整で腫瘍境界は不明瞭な場合が多く，周囲臓器への浸潤性増殖が著明である．
- 転移による頸部リンパ節の腫大を伴う場合は病巣の広がりに注意を払う．

■ 超音波画像・細胞診像・写真

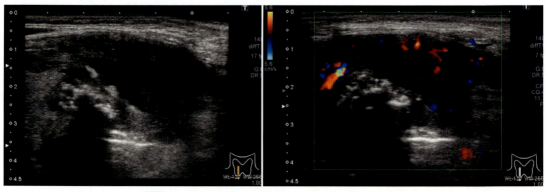

図1　未分化癌❶-1（乳頭癌を発生母地とする例）　　a｜b

a：甲状腺右葉の背面寄りに粗雑な環状高エコーを認め，体表側に境界不明瞭な低エコー部が広がり，一部に嚢胞変化を有している（Bモード，縦断像）．
b：血流は体表側の一部にみられるが，石灰化部や中心にはみられない（カラードプラ法，縦断像）．

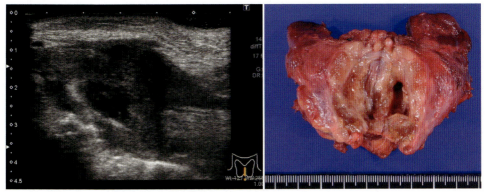

a|b　　図2　未分化癌❶-2(乳頭癌を発生母地とする例)
　　a：石灰化の体表寄りに囊胞があり，前頸筋と腫瘍部の境界が不明瞭であることから前頸筋への浸潤も疑われる(Bモード，縦断像：峡部)．
　　b：aの画像で得られた囊胞を確認できる．腫瘍境界は不明瞭である摘出標本

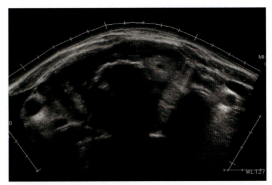

図3　未分化癌❷-1
　　（濾胞癌を発生母地とする例）
甲状腺右葉に大型の環状石灰化を有し，周囲に低エコー域が大きく広がり，腫大している(panoramic view像，横断像)．

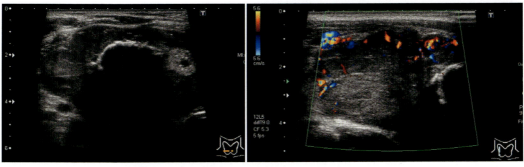

a|b　　図4　未分化癌❷-2(濾胞癌を発生母地とする例)
　　a：低エコー域は形状不整で広がり，腫瘍境界は不明瞭である(Bモード，横断像)．
　　b：血流は腫瘍中心部にみられず，辺縁にみられる(カラードプラ法，縦断像)．

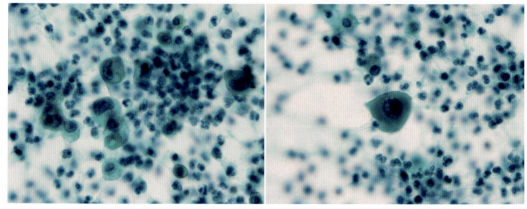

図5 未分化癌❶(乳頭癌を発生母地とする例)の細胞像　　a|b
a：多くの好中球を背景に大型の異型核を有する単個の細胞が散在性にみられる.
b：孤立散在性の出現をとり，大型の核形不整を呈する細胞である.

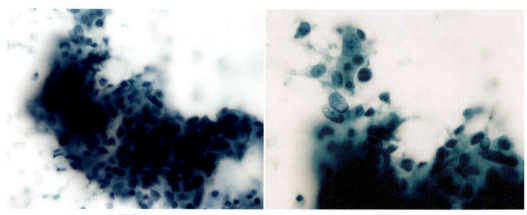

図6 未分化癌❷(濾胞癌を発生母地とする例)の細胞像　　a|b
a：背景に壊死や好中球などを認めずに，細胞重積性の強い集塊が採取されている.
b：核の大小不同が著明で類円形から紡錘形核を有している．これらの像からは低分化型濾胞癌を推定するが，未分化癌までは確定に及ばない像である．

■文　献

1) 廣川満良：Ⅰ 悪性腫瘍 未分化癌．坂本穆彦ほか編．腫瘍病理鑑別診断アトラス 甲状腺癌．文光堂，p.50-51, 2011.
2) 鈴木眞一：Ⅵ 疾患別診断 B 甲状腺の悪性疾患．日本乳腺甲状腺超音波医学会編．甲状腺超音波診断ガイドブック．改訂第3版．南江堂，p.116-120, 2016.

🔒 LINK

未分化癌の詳しい病態については『実地医家のための甲状腺疾患診療の手引き』(全日本病院出版会)のp.172〜175をご参照下さい.

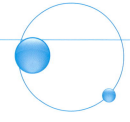

甲状腺検査ミニマムエッセンス
伊藤病院での超音波検査トレーニングについて

　伊藤病院では現在 49 名の臨床検査技師が所属しており，このうち約半数が甲状腺の超音波検査を担当することができます．また 2 名の診療放射線技師が甲状腺の超音波検査を担当することができ，1 日約 500 件の超音波検査をローテーションで 13〜15 名の臨床検査技師と診療放射線技師が担当しています．

　超音波検査のトレーニングはマンツーマンで行われます．超音波検査士の資格を持つトレーナーがトレーニーの卒業まで一貫して担当します．

　トレーニングの基本的な流れを以下に紹介します．

① 解剖および臨床について学び，確認テストを受ける．
② トレーナーの検査手技を見学
③ 過去の超音波検査結果より超音波所見の読み方を学ぶ．
④ 職員を被検者とした実技トレーニングを行う．

　これらの基礎的トレーニングを十分に行った後に，スキルマップという知識や検査手技の確認リストによりトレーニーの力量をトレーナーが評価し，最終的に患者様の検査を担当できる力量があるかを判断します．

　トレーニーが患者様の検査を担当し始めた直後の時期は，正常甲状腺の検査を担当し，その後はびまん性疾患，結節性病変良性疑い，結節性病変悪性疑い，副甲状腺の検索，手術後から手術前の検査へと担当可能な検査の範囲を広げていきます．検査の担当範囲が広がることに合わせ，トレーニーは担当のトレーナーだけでなく多数の技師からもアドバイスを受ける期間を設け，超音波検査の熟練度を上げていきます．トレーニー育成期間には個人差もありますが，約 1〜2 年ほどで超音波検査のローテーションに加わることができるようになります．

Ⅱ章 各論

5. 稀な腫瘍

硝子化索状腫瘍
Hyalinizing trabecular tumor

■ 概　要

- 腫瘍細胞の索状増殖と硝子化（基底膜物質）を特徴とする濾胞上皮由来の腫瘍である．
- 細胞診では，硝子化物はアミロイドに類似するので髄様癌との鑑別を要する．
  また，核内細胞質封入体が多く出現するために乳頭癌との鑑別が困難な場合がある．

■ ポイント解説：超音波像は ココ を診る！

- 形状は整（円・楕円）で境界が明瞭なものが多く，後方エコーは増強する．
- 内部エコーレベルは低で血流が豊富な像が多い．
- 形状不整な場合は乳頭癌との鑑別が困難である．

■ 超音波画像・細胞診像・写真

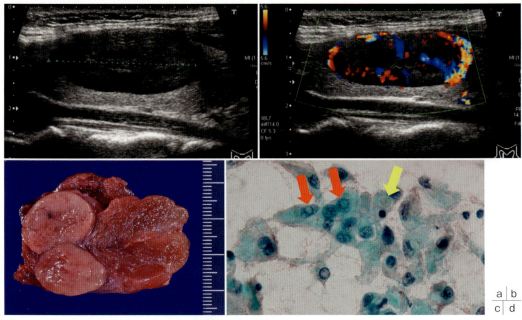

図1　硝子化索状腫瘍❶

a：形状整，境界明瞭な腫瘍で後方エコーは増強している（Bモード，縦断像）．
b：内部の低エコーレベル部は血流豊富な像を呈している（カラードプラ法，縦断像）．
c：摘出標本．薄い腫瘍被膜に覆われた，類円形の充実性結節を呈している．
d：核内細胞質封入体（赤矢印）を多く認め，球状の黄色小体（yellow body）（黄矢印）を稀に細胞質内に認める（細胞像）．

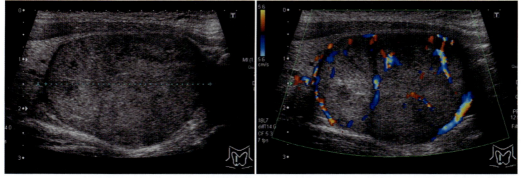

a|b　　図2　硝子化索状腫瘍❷(腺腫，腺腫様甲状腺腫に類似の症例)
　a：形状整，境界明瞭で平滑な所見は腺腫などと類似している(Bモード，縦断像)．
　b：本症例は豊富な血流は認められなかった(カラードプラ法，縦断像)．

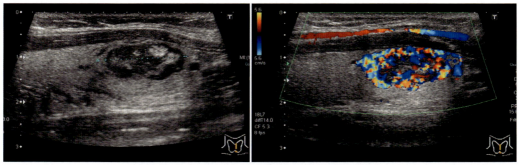

a|b　　図3　硝子化索状腫瘍❸(乳頭癌に類似の症例)
　a：形状不整な像が乳頭癌を示唆させるが，境界が明瞭すぎる点は乳頭癌と類似しない (Bモード，縦断像)．
　b：血流豊富な像は乳頭癌以外の腫瘍も示唆される(カラードプラ法，縦断像)．

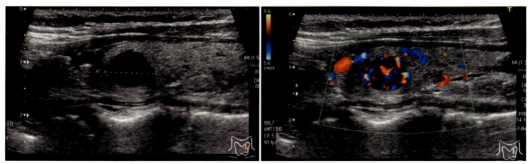

a|b　　図4　硝子化索状腫瘍❹(囊胞に類似の症例)
　a：境界明瞭で後方エコーの増強からは囊胞との鑑別を要する(Bモード，縦断像)．
　b：囊胞様所見であるが，血流は豊富である(カラードプラ法，縦断像)．

■ 文　献

1) 日本甲状腺外科学会編：甲状腺癌取扱い規約．第7版．金原出版，p.22-23，2015．
2) 坂本穆彦ほか編：腫瘍病理鑑別診断アトラス．甲状腺癌．文光堂，p.106-109，2011．
3) Rothenberg HJ, et al：Hyarinizing trabecular adenoma of the thyroid gland：Recognition and characterization of its cytoplasmic yellow body. Am J Surg Pathol. 23. 118-125, 1999.

Ⅱ章 各 論

5. 稀な腫瘍

胸腺様分化を示す癌
Carcinoma showing thymus-like differentiation

■ 概　要

- 胸腺上皮性腫瘍に類似した悪性腫瘍であり，甲状腺の下極に多く発生する．
- 40～50歳代に発生し，女性に多い．
- 胸腺様分化を示す癌（carcinoma showing thymus-like differentiation）や甲状腺内胸腺腫（intra-thyroidal epithelial thymoma：ITET）と呼ばれる．

■ ポイント解説：超音波像はココを診る！

- 形状不整で分葉状，内部エコーは低エコーで不均質を呈する．
- 正常甲状腺と周囲に対して凸の形状を示す．

■ 超音波画像・細胞診像・写真

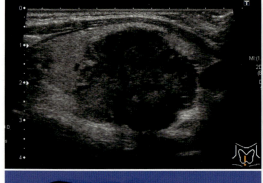
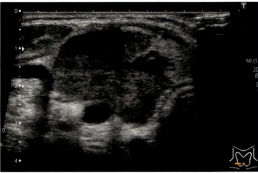
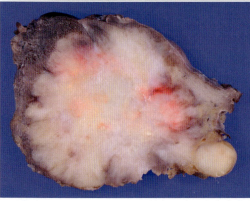

a|b
c|

図1　胸腺様分化を示す癌❶-1
a，b：形状不整，境界不明瞭，内部エコーレベルは等～低で不均質である（Bモード，縦断像（a）と横断像（b））．
c：ホルマリン固定後割面

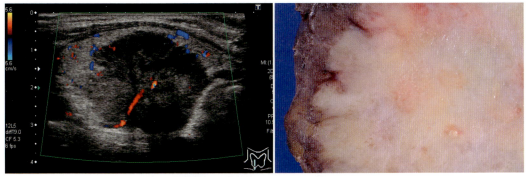

a|b

図2 胸腺様分化を示す癌❶-2

a：血流はあまり認めない（カラードプラ法，縦断像）．
b：ホルマリン固定後割面．腫瘍が正常甲状腺に対して凸の形状を示す．

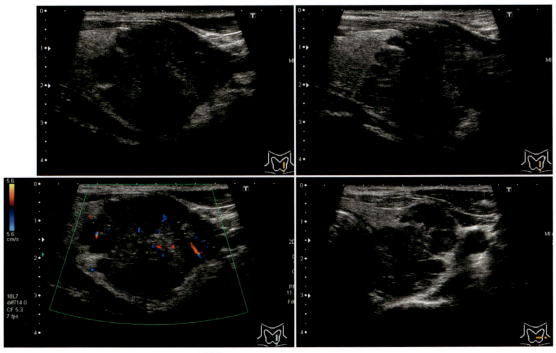

a|b
c|d

図3 胸腺様分化を示す癌❷

a：形状不整，内部エコーは低く不均質（Bモード，縦断像）
b：腫瘍が正常甲状腺に対して凸の形状を示す（Bモード，縦断像）．
c：血流はあまり認めない（カラードプラ法，縦断像）．
d：境界は不明瞭である（Bモード，横断像）．

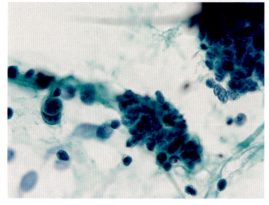

図4　胸腺様分化を示す癌の細胞診像
小型不整核の核密度の高い不規則重積を呈する細胞集塊と，周囲に散在性に多くの腫瘍細胞が出現している．相互封入像を呈した大型核が混在してみられる．

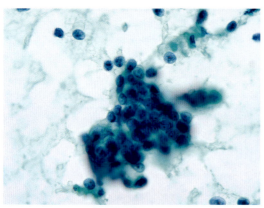

図5
N/C比が高く核小体の著明な腫大と小型核の不規則重積や相互封入像がみられ，扁平上皮癌様の分化傾向を有する．

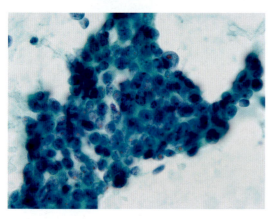

図6
顆粒状クロマチンと大型核小体が著明であり，核の大小不同，重積がみられる大型集塊で出現している．充実性の増殖傾向をとる像からは低分化癌との鑑別を要する．

■文　献

1) 福島光浩：胸腺様分化を示す癌（ITET/CASTLE）．日本乳腺甲状腺超音波医学会編．甲状腺超音波診断ガイドブック．第3版．南江堂，p.131-133，2016．
2) 近藤哲夫：内分泌．坂本穆彦ほか編．標準病理学．第5版．医学書院，p.609-610，2015．
3) 日本甲状腺外科学会編：甲状腺癌取扱い規約．第7版．金原出版，p.23，2015．

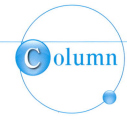

緊急報告について

　当院で緊急報告を行うのは，未分化癌や悪性リンパ腫を疑った場合です．

　これらの疾患を疑う患者様の検査を担当した技師は他の技師と2名以上で，超音波画像の確認を行い，画像だけでは判断が困難な場合は，他の技師による再検査も施行したうえで，担当医師に緊急報告をしています．

　2名以上で慎重に確認しても判断に迷う場合もありますが，その場合には担当医師に迷った点も伝えたうえで緊急報告をしています．

　未分化癌や悪性リンパ腫以外にも他臓器からの転移性腫瘍を疑った場合，また腫瘍の頸動脈・頸静脈浸潤や血管の狭窄など，早急に医師の対処が必要と判断される場合にも，緊急報告を行っています．

　報告の方法は，「○○を疑うため（あるいは○○を否定できないため）緊急報告します．」と内線電話で担当医師に報告し，詳細な画像や所見は超音波検査レポーティングシステムを介して医師に報告します．

　緊急報告となった患者様は診察前検査であれば診察時に，診察後の検査であっても再度診察となるよう超音波検査終了後直ちに担当医師に連絡し，当日に対処や治療が可能となる体制を診療部・看護部と連携して，この緊急報告の体制を整備しています．

II章 各 論

5. 稀な腫瘍

孤立性線維性腫瘍
Solitary fibrous tumor

■ 概　要

- 線維性細胞の増殖によりなる腫瘍であり，細胞異型，細胞密度，核分裂像の有無，数などをもとに，良性，境界悪性，悪性と分ける．
- 胸膜や胸膜外の種々の臓器に発生し，甲状腺内に発生することは稀である．

■ ポイント解説：超音波像は ココ を診る！

- 形状は整，不整と様々であり，境界は明瞭平滑である．
- 内部エコーレベルは等～低で不均質を呈する．

■ 超音波画像・細胞診像・写真

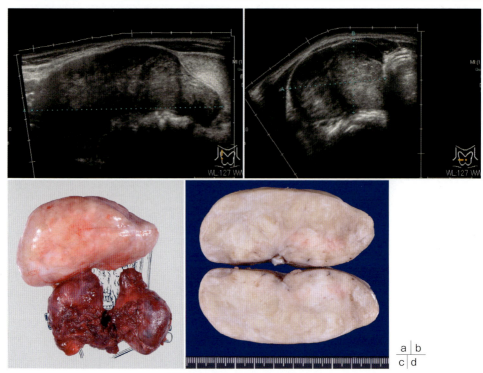

図1　孤立性線維性腫瘍❶-1

a，b：形状不整，境界明瞭～やや不明瞭．内部エコーレベルは低く不均質であり，甲状腺外の腫瘤であることがわかる（panoramic view 像，縦断像（a）と横断像（b））．
c：摘出標本．腫瘤は甲状腺外であることがわかる．
d：ホルマリン固定後割面

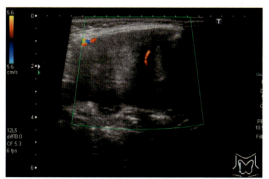

図2 孤立性線維性腫瘍❶-2
血流はあまり認めない(カラードプラ法,縦断像).

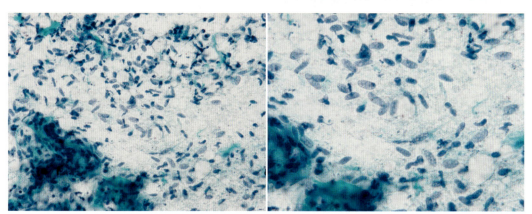

図3 孤立性線維性腫瘍の細胞像
線維性基質とともに楕円形核を有した細胞が散在性に認められる.

■文 献

1) 加藤誠也:循環器.坂本穆彦ほか編.標準病理学.第5版.医学書院,p.367-368,2015.
2) 古田則行:体腔液・脳脊髄液の細胞診.坂本穆彦ほか編.細胞診を学ぶ人のために.第5版.医学書院,p.293,2011.

II章 各論

6. その他の疾患

リンパ腫
Lymphoma

■ 概　要

- 甲状腺悪性腫瘍のおよそ1〜5%程度である．
- 中高齢の女性に多く，ほとんどが慢性甲状腺炎（橋本病）を発生母地とし，比較的急速に増大する．
- 粘膜関連リンパ組織（mucosa-associated lymphoid tissue：MALT）リンパ腫と高悪性度のびまん性大細胞型B細胞リンパ腫（diffuse large B cell-lymphoma：DLBCL）がある．
- DLBCLは，破壊性増生が強く，周囲組織，前頸筋への浸潤を認めることがある．

■ ポイント解説：超音波像はココを診る！

- 形状不整で内部エコーレベルは低〜極めて低い．
- 後方エコーは増強する．
- まだら状（虫喰い様）低エコーや切れ込み様所見を示すこともある．

■ 超音波画像・細胞診像・写真

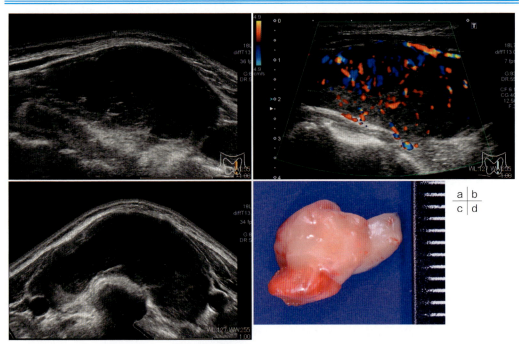

図1　リンパ腫❶

a，c：内部エコーレベルが極めて低く不均質で，後方エコーの増強を認める．
　　　　また，切れ込み様所見を呈する（panoramic view像，縦断像(a)と横断像(c)）．
b：低エコー領域に豊富な血流を認める（カラードプラ法，縦断像）．
d：試験切除標本
病理組織診断：びまん性大細胞型B細胞リンパ腫

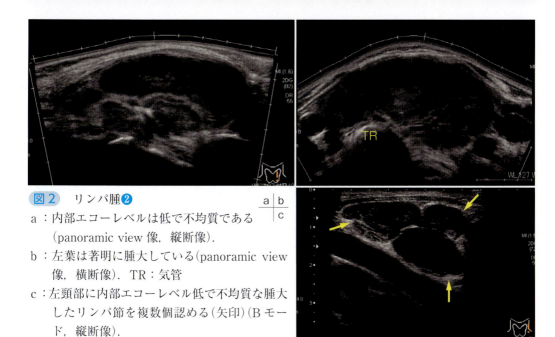

図2　リンパ腫❷
a：内部エコーレベルは低で不均質である（panoramic view 像，縦断像）．
b：左葉は著明に腫大している（panoramic view 像，横断像）．TR：気管
c：左頸部に内部エコーレベル低で不均質な腫大したリンパ節を複数個認める（矢印）（Bモード，縦断像）．

病理組織診断：びまん性大細胞型B細胞リンパ腫（試験切除）

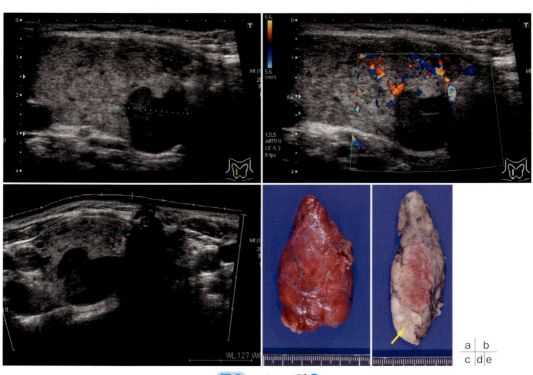

図3　リンパ腫❸
a，c：右葉下極部に形状不整，境界明瞭，内部エコーレベル低で不均質な結節を認める（Bモード，縦断像（a）と panoramic view 像，横断像（c））．
b：低エコー領域の血流は認められない（カラードプラ法，縦断像）．
d：摘出標本
e：ホルマリン固定後割面．超音波画像に一致して，下極に形状不整な白色の領域を認める（矢印）．

病理組織診断：びまん性大細胞型B細胞リンパ腫（右葉切除）

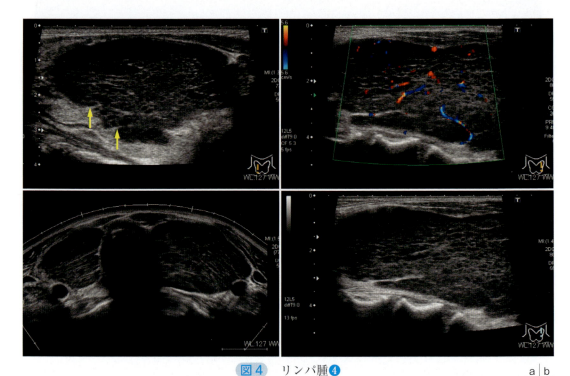

図4　リンパ腫❹

a，d：形状不整，境界明瞭，内部に切れ込み様所見（矢印）を呈する．内部エコーレベル低で不均質，後方エコーの増強を認める（Bモード，縦断像）．
b：低エコー領域の血流はあまり認められない（カラードプラ法，縦断像）．
c：甲状腺はびまん性に腫大している（panoramic view像，横断像）．
病理組織診断：MALTリンパ腫（試験切除）

a	b
c	d

＜時系列で追えたリンパ腫の超音波画像（図5〜7）＞

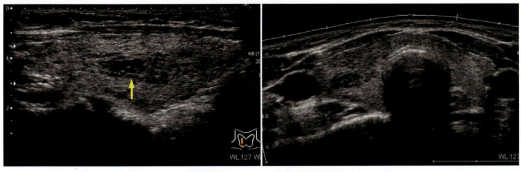

a｜b　　　図5　リンパ腫❺（初回時）
　　形状不整，境界不明瞭，内部エコーレベル低で不均質の領域（9 mm 大）を認める
　　（B モード，縦断像（a）と panoramic view 像，横断像（b））．

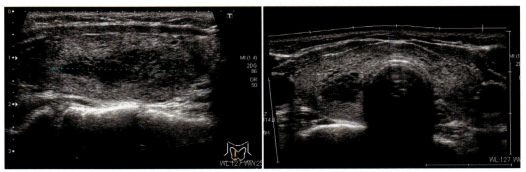

a｜b　　　図6　リンパ腫❺（初回時から1年後）
　　形状不整，境界不明瞭，内部エコーレベル等〜低で，まだら状の領域（25 mm 大）を
　　認める（B モード，縦断像（a）と panoramic view 像，横断像（b））．
　　超音波ガイド下穿刺吸引細胞診断：橋本病

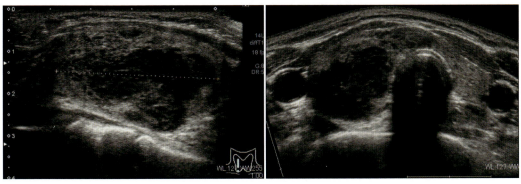

a｜b　　　図7　リンパ腫❺（初回時から3年後）
　　形状不整，境界粗雑，切れ込み様所見を呈し，内部エコーレベル低で不均質の結節様領域
　　（39 mm 大）を認める．後方エコーは増強している（B モード，縦断像（a）と panoramic
　　view 像，横断像（b））．
　　病理組織診断：MALT リンパ腫（試験切除）

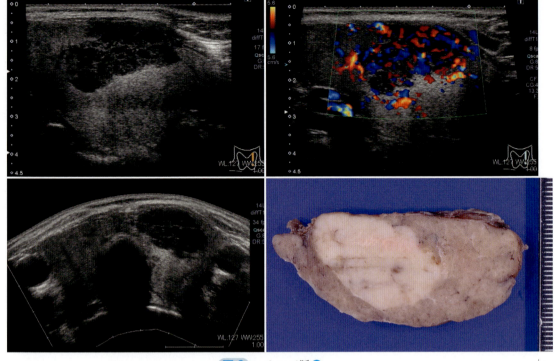

図8 リンパ腫❻

a	b
c	d

a, c：左葉に形状不整, 境界粗雑, 内部エコーまだら状低で不均質の結節を認める. 後方エコーは増強している（Bモード, 縦断像(a) と panoramic view 像, 横断像(c)).
b：低エコー領域に豊富な血流を認める（カラードプラ法, 縦断像).
d：ホルマリン固定後割面. 超音波に一致して, 形状不整な白色の領域を認める.
病理組織診断：MALT リンパ腫（左葉切除）

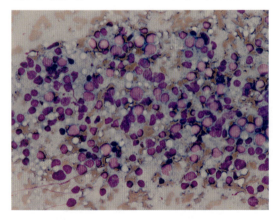

図9 リンパ腫の細胞像
異型リンパ球が単調に出現している.

■ 文　献

1) 越川　卓, 小島　勝：6 悪性リンパ腫. 坂本穆彦ほか編. 甲状腺癌. 文光堂, p.71-72, 2011.
2) 太田　寿, 小林　薫：B-6 悪性リンパ腫. 日本乳腺甲状腺超音波医学会編. 甲状腺超音波診断ガイドブック. 改訂第3版. 南江堂, p.121-125, 2016.

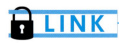

リンパ腫の詳しい病態については『実地医家のための甲状腺疾患診療の手引き』（全日本病院出版会）の p.176〜178 をご参照下さい.

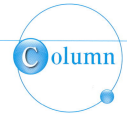

Column

手術術式からみた超音波検査のポイント

　甲状腺癌手術は通常，甲状腺切除とリンパ節郭清で成り立っています．甲状腺切除範囲は全摘，準全摘，亜全摘，葉切除，葉部分切除，峡部切除，核出とに分類されます．

　伊藤病院での甲状腺悪性腫瘍の術式の経年変化をみると，以前は亜全摘も施行されていましたが，現在は全摘か葉切除の2極化となっています（図1）．

　全摘か葉切除では，手術時間や反回神経麻痺・低カルシウム血症などの合併症の頻度が変わり，全摘では終生甲状腺ホルモン剤の補充が必要になるので，その術式選択は重要となります．

　甲状腺腫瘍診療ガイドライン[1]で乳頭癌の全摘の条件は，腫瘍が5cmを超えるもの，リンパ節転移（3cm以上，周囲血管・主要な神経・椎前筋膜へ浸潤，累々と腫れている），気管や食道浸潤，遠隔転移のあるものとなっています．伊藤病院での全摘の適応は甲状腺腫瘍診療ガイドラインと若干異なり，腫瘍が4cmを超えるもの，リンパ節転移（細胞診で確定しているものが望ましい），低分化癌の疑い，対側の腺内転移，気管や食道浸潤，遠隔転移のあるものとしています．

　このため腫瘍の大きさの計測やリンパ節転移の有無の判断は，術式に直接関連するので詳細に超音波検査で精査する必要があります．

　症例を提示します．甲状腺左葉の5.9mm大の乳頭癌のBモード像です（図2）．これだけの超音波情報では微小癌であり，治療方針として経過観察するか手術であれば術式は甲状腺左葉切除＋頸部中央区域リンパ節郭清となります．

　周囲のリンパ節を超音波検査で観察すると左下内深頸リンパ節の腫大が認められ（図3），超音波ガイド下穿刺吸引細胞診で乳頭癌のリンパ節転移が判明しました．伊藤病院の手術療法ガイドラインでは，頸部リンパ節転移が認められるので，術式は甲状腺左葉切除＋頸部中央区域リンパ節郭清から甲状腺全摘術＋左頸部外側区域リンパ節郭清に変更となります（図4）．

　このように頸部超音波検査時は甲状腺のみではなく，周囲の小さなリンパ節転移を見逃さないことも重要なポイントとなります．

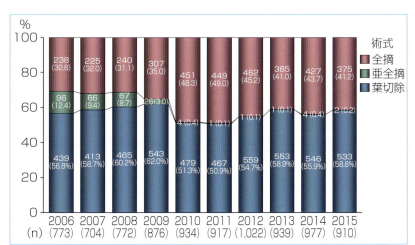

図1　甲状腺悪性腫瘍術式の経年変化（伊藤病院症例）

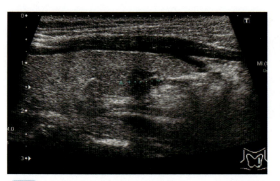

図2 甲状腺左葉の超音波画像（Bモード，縦断像）

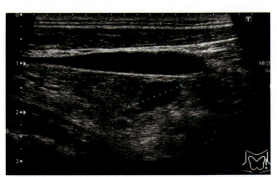

図3 左下内深頸リンパ節の腫大（Bモード，縦断像）

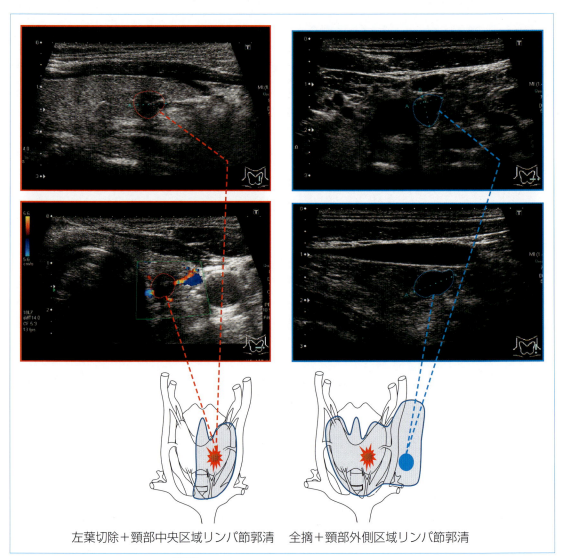

左葉切除＋頸部中央区域リンパ節郭清　全摘＋頸部外側区域リンパ節郭清

図4 超音波検査結果による術式の変更
頸部超音波検査で甲状腺以外にリンパ節腫大をみることが重要

■ 文　献

1) 日本内分泌外科学会, 日本甲状腺外科学会編：甲状腺腫瘍診療ガイドライン 2010 年版. 金原出版, p.75-77, 2010.

II章 各論

6. その他の疾患

リンパ節転移
Metastasis in lymph nodes

動画アリ
動画69〜72

■ 概　要

- 乳頭癌において甲状腺周囲のリンパ節転移は約60〜80％認められる．
- リンパ節転移の有無，転移部位が手術の切除範囲に影響する．

■ ポイント解説：超音波像は ココ を診る！

- リンパ門は消失
- リンパ門以外の箇所から血流シグナルがみられる．
- 横断像で縦横比が高いリンパ節として描出される．
- 内部エコーは，原発の超音波所見に酷似する場合がある．

■ 超音波画像・細胞診像・写真

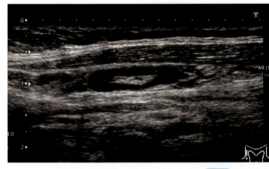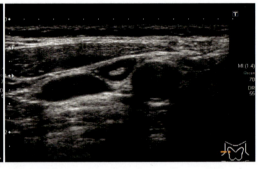

図1　正常のリンパ節　　　　　　　　　　　　　　　　　　　　　a｜b

a：形状は扁平，境界は明瞭，内部エコーレベルはほぼ均質，皮質のエコーレベルは低く，リンパ門領域は高エコーを呈す（Bモード，縦断像）．
b：横断像で縦横比は低い（Bモード，横断像）．

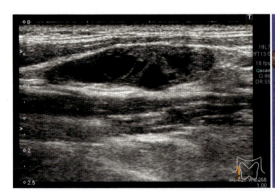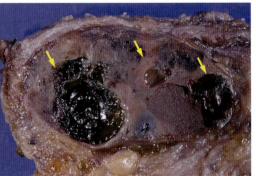

図2　乳頭癌リンパ節転移❶　　　　　　　　　　　　　　　　　　a｜b

a：内部エコーレベルは等〜低で不均質，リンパ門は消失している（Bモード，縦断像）．
b：ホルマリン固定後割面．リンパ節内に囊胞性変化（矢印）を認める．

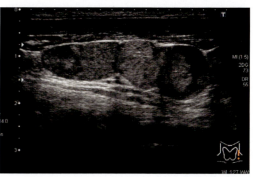

図3 乳頭癌リンパ節転移❷
内部エコーレベル等〜低で不均質な充実部分を認め，リンパ門は消失している（Bモード，縦断像）．

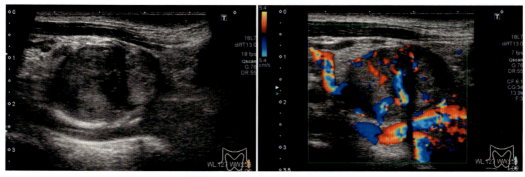

a | b

図4 乳頭癌リンパ節転移❸
a：内部に充実性の等〜低で不均質な超音波像を認める（Bモード，縦断像）．
b：内部を貫通する血流を認める（カラードプラ法，縦断像）．

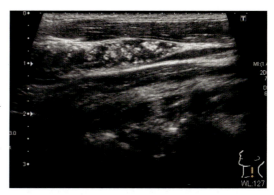

図5 びまん性硬化型乳頭癌❶のリンパ節転移
内部に微細高エコーを認める（Bモード，縦断像）．
びまん性硬化型乳頭癌❶（p.74参照）と同一症例

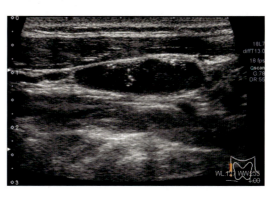

図6 びまん性硬化型乳頭癌❷のリンパ節転移
内部に微細高エコーを認める（Bモード，縦断像）．
びまん性硬化型乳頭癌❷（p.75参照）と同一症例

■ **文　献**

1) 尾本きよか：D-1リンパ節．日本乳腺甲状腺超音波医学会編．甲状腺超音波診断ガイドブック．改訂第3版．南江堂，p.148-149, 2016.

🔒 **LINK**

リンパ節転移の詳しい病態については『実地医家のための甲状腺疾患診療の手引き』(全日本病院出版会)のp.156～162をご参照下さい．

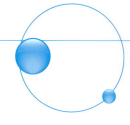

甲状腺検査ミニマムエッセンス
伊藤病院のアイソトープ検査

　伊藤病院では年間約 2,000 件のアイソトープ検査を行っています．主に，甲状腺シンチグラフィ，副甲状腺シンチグラフィ，骨シンチグラフィ，腫瘍シンチグラフィです．なかでも甲状腺シンチグラフィは 1 日 5〜10 件で，多いときは 20 件の検査を行う日もあります．

　甲状腺シンチグラフィは ^{123}I，^{131}I，^{99m}TcO$_4^-$ の放射性医薬品を使用し，異所性甲状腺腺腫や甲状腺形成不全の診断，甲状腺結節の機能評価，甲状腺機能異常の鑑別診断，甲状腺重量の推計を目的として行われます．^{123}I，^{131}I と ^{99m}TcO$_4^-$ の比較は 表1 で示します．

　正常な甲状腺は蝶形に描出され，ほぼ均一に集積し左右差もあまりありません．峡部は通常は描出されませんが，錐体葉は描出されることもあります．

　例えば，バセドウ病などの甲状腺機能亢進症は，甲状腺ホルモンを多量に合成し分泌するので，甲状腺摂取率が高値になり，画像は甲状腺全体に強い集積がみられます．

　一方，無痛性甲状腺炎や亜急性甲状腺炎などの破壊性甲状腺炎は，一過性の甲状腺中毒症なので甲状腺濾胞の破壊部分には組織障害のため，健常部は甲状腺刺激ホルモン（TSH）分泌抑制のため集積しません．そのため，甲状腺摂取率は低値になり，画像は甲状腺がほとんど描出されません．

　このように，どちらも甲状腺ホルモンが過剰な状態ですが，画像は全く異なるため，甲状腺シンチグラフィで鑑別診断が可能となります．

表1　^{123}I，^{131}I と ^{99m}TcO$_4^-$ の比較

放射性医薬品	^{123}I，^{131}I	^{99m}TcO$_4^-$
前処置	ヨウ素制限あり	なし
投与法	経口（カプセル）	静脈注射
投与から検査までの時間	3 時間後または 24 時間後	15 分後
治療への移行	当日可	不可

II章 各論

6. その他の疾患

他臓器転移
Metastaric carcinoma of other organs

■ 概　要

- 転移性甲状腺疾患は極めて稀な疾患である．
- 原発巣としては，腎臓，肺，乳腺の順に多い．

■ ポイント解説：超音波像はココを診る！

- 超音波画像からは，他臓器由来の判断は困難である．

■ 超音波画像・細胞診像・写真

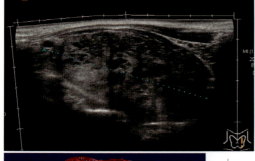
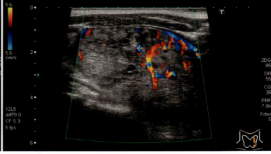
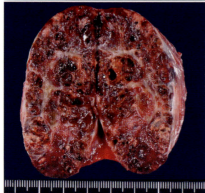

a | b
c

図1 腎細胞癌転移❶

a：形状は整，ほぼ境界明瞭，内部エコーレベル不均質（Bモード，縦断像）
b：内部に貫通する血流を認める（カラードプラ法，縦断像）．
c：摘出標本

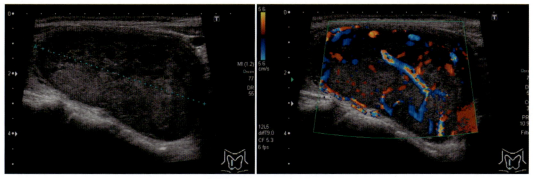

a｜b 　　図2　腎細胞癌転移❷
　　　　　a：形状は整，境界明瞭，内部低エコー不均質（Bモード，縦断像）．
　　　　　b：結節中央を貫通する血流を認める（カラードプラ法，縦断像）．

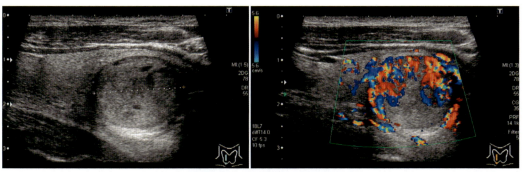

a｜b 　　図3　腎細胞癌転移❸
　　　　　a：形状は整，境界明瞭，内部エコーはほぼ等エコーで，後方エコーの
　　　　　　増強を認める（Bモード，縦断像）．
　　　　　b：結節周囲に豊富な血流を認める（カラードプラ法，縦断像）．

■文　献

1) 小松﨑敏光，江川峻哉，池田賢一郎ほか：甲状腺に転移をきたした原発性肺癌の1例．頭頸部外科．26(2)：247-251，2016．

Ⅱ章 各論

6. その他の疾患
正中頸嚢胞（甲状舌管嚢胞）
Median cervical cyst (Thyroglossal duct cyst)

動画アリ　動画73〜74

■ 概　要

- 発生学的に甲状舌管の遺残したものが嚢胞を形成し、単房性から多房性でみられる．
- 頸部正中部で舌骨下の正中線に多く発生する．

■ ポイント解説：超音波像はココを診る！

- 嚢胞内容はゼリー状のものが多いとされ、超音波画像では流動的な像はみられないことが多い．
- 内部血流を認めない．

■ 超音波画像・細胞診像・写真

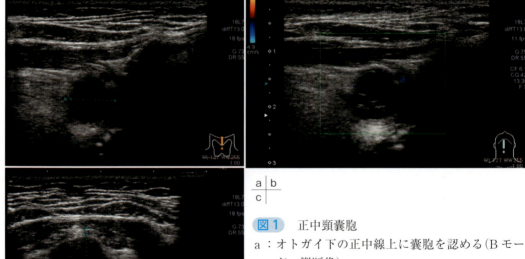

a	b
c	

図1　正中頸嚢胞
a：オトガイ下の正中線上に嚢胞を認める（Bモード，縦断像）．
b：腫瘍性の血流はみられない（カラードプラ法，縦断像）．
c：内部に少量の雲状のエコーがみられるが嚢胞液であれば無エコーに近い所見をとり、後方エコーは増強する（Bモード，横断像）．

■ 文　献

1) 向井　清ほか編：頸部 嚢胞性病変．外科病理学．文光堂，p.240-241，2006．

甲状腺検査ミニマムエッセンス
CT検査と超音波検査の利点・欠点

　甲状腺疾患の画像診断では最初に超音波検査が行われ，悪性腫瘍を強く示唆する臨床症状を認めた場合には甲状腺被膜外伸展，周囲組織への浸潤の評価に優れているCT検査を行います．

　CT検査の主な目的は病変の甲状腺外，周囲への進展，気管・食道・血管などへの圧排あるいは浸潤の有無，胸骨後部や縦隔内への伸展，頸部リンパ節転移や遠隔転移有無の評価です．

　伊藤病院での甲状腺疾患のCT検査は眼窩下縁から気管分岐レベルの縦隔まで撮影します．必要に応じて造影検査も行いますが，造影剤使用には腎機能の確認，副作用発現危険因子(喘息，糖尿病，過去の造影剤副作用歴など)の有無の確認が必要となり，患者状態により造影検査を行わない場合もあります．

　超音波検査は甲状腺疾患の画像診断において病変の検出率が最も高く，CT検査と比べて腫瘤の質的診断や血行動態の評価が可能であり良悪性の鑑別に有用です．ただし超音波検査では骨や空気のアーチファクトで観察できない部位があります．その部位はCT検査で補うことが可能です．CT検査と超音波検査の利点・欠点を以下の表にまとめました(表1)．このようにそれぞれの特徴を活かし，疾患や患者状態に合った最適な検査の選択が必要となります．

表1

	CT	超音波
利点	多断面や3D画像での評価ができる	迅速・簡便・非侵襲性・移動可能
	広範囲を撮影できる	リアルタイムで観察できる
	再現性が高い	悪性を示唆する微細石灰化の検出能が高い
欠点	被曝を伴う	術者の技量に左右されるため，再現性が低い
	病変の質的診断が困難	観察視野が狭く，全体像が把握しにくい
	コストが高い	患者状態により検査しづらい場合がある

Ⅱ章 各論
6. その他の疾患

側頸嚢胞
Lateral cervical cyst

■ 概　要

- 側頸嚢胞(lateral cervical cyst)は，胎生期の第二鰓嚢の形成異常により発生する．
- 胸鎖乳突筋の前縁や総頸動脈，頸静脈の表層に存在することが多い．
- 嚢胞内面は角化重層扁平上皮で覆われることから，穿刺液の細胞像では扁平上皮を認める．

■ ポイント解説：超音波像はココを診る！

- 胸鎖乳突筋の近傍で表層側に多くみられる．
- 内腔は平滑で境界は明瞭である．
- 発生部位的に嚢胞形成する乳頭癌のリンパ節転移像と区別する必要がある．

■ 超音波画像・細胞診像・写真

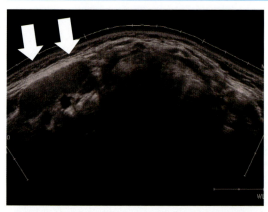

図1　側頸嚢胞
甲状腺右葉側の胸鎖乳突筋の外縁で頸動脈，内頸静脈の体表側にみられる(矢印)(panoramic view像，横断像)．

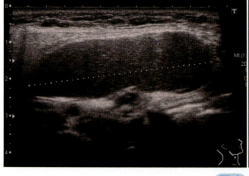

図2　側頸嚢胞　　　　　　　　　　　a｜b
a：本症例の内部は無エコーであるが，内容物が泥状の場合は高輝度のエコーが揺らぐ像がみえる場合もある(Bモード，縦断像)．
b：内部に血流を認めない(パワードプラ法，縦断像)．

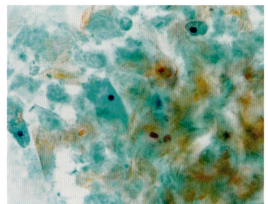

図3　側頸囊胞の細胞像
通常の甲状腺囊胞ではみられない多数の角化扁平上皮細胞が，少量の泡沫細胞とともに出現している．

■文　献

1) 向井　清ほか編：頸部 囊胞性病変．外科病理学．文光堂，p.240-241, 2006.

Ⅱ章 各 論
6. その他の疾患

食道憩室
Esophageal diverticulum

■ 概　要

- 食道壁の一部，粘膜および粘膜下層が輪状咽頭筋を貫いて後方へ囊状に突出したもの
- 通常左側の甲状腺背面にみられるが，右側にみられるものもある．甲状腺実質にできる結節と誤認しないよう注意を要する．

■ ポイント解説：超音波像は ココ を診る！

- 高エコーを伴い乳頭癌などと類似する所見を呈することから，超音波検査時に嚥下による残渣物の移動を確認する．
- 甲状腺外であり，食道との連続性を確認する．

■ 超音波画像・細胞診像・写真

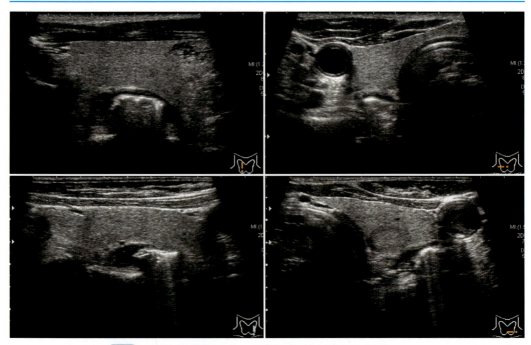

図1　食道憩室❶（左右の両側に憩室を認める症例）

右葉背面に高エコーがみられる憩室像を認める．食道憩室の多くは空気層が体表寄りに認められ，高エコー像を呈する（Bモード，縦断像(a)と横断像(b)）．
甲状腺左葉実質内に径が10 mm弱の結節様所見を認め，甲状腺背面の総頸動脈に隣接するように高エコーがみられる．多くの憩室は嚥下動作を行ってもらうことで空気層であることが確認できる（Bモード，縦断像(c)と横断像(d)）．

a	b
c	d

a：右葉縦断像　　b：右葉横断像　　c：左葉縦断像　　d：左葉横断像

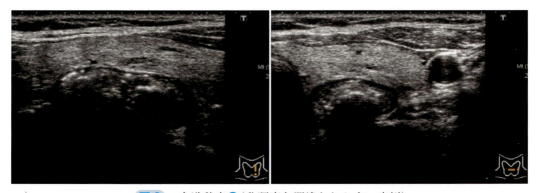

a|b　図2　食道憩室❷(乳頭癌と間違われやすい症例)

甲状腺左葉背面に点状の高エコーを伴う憩室がみられる．甲状腺実質を背面側から押し上げているのを注意深く観察し，嚥下などで流動性を確認する(Bモード，縦断像(a)と横断像(b))．

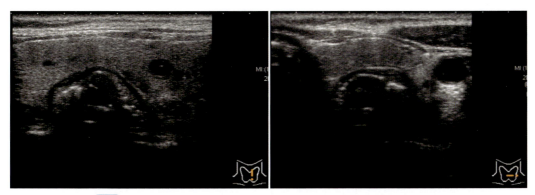

a|b　図3　食道憩室❸(腺腫様甲状腺腫(囊胞)と同時にみられる症例)

甲状腺の左葉中央背面に憩室があり，甲状腺実質内の下極に腺腫様甲状腺腫(囊胞)がみられる．憩室が背面から甲状腺を押し上げており，境界は明瞭である(Bモード，縦断像(a)と横断像(b))．

■文　献

1) 福成信博：D-3 食道憩室．日本乳腺甲状腺超音波学会編．甲状腺超音波診断ガイドブック．第3版．南江堂，p.160，2016．

II章 各論
7. その他

迷入胸腺
Aberrant thymus

■ 概　要

- 胸腺はその発生の過程で胎生7～8週頃に甲状腺の背側を下降するため，稀に甲状腺内に胸腺が遺残し，甲状腺内迷入胸腺として認められる．
- 甲状腺内迷入胸腺は小児に特徴的にみられる稀な所見で，その出現頻度は0.4～3.14%と報告されている．

■ ポイント解説：超音波像はココを診る！

- 甲状腺内に孤立性に認める．
- 不規則な三角形や多角形の低エコー域内に微細高エコーや複数の分岐構造を伴った線状エコー，または微細高エコーのみの集簇像として認められる．
- 甲状腺の尾側にみられる胸腺組織と類似した超音波所見を示すことが多く，鑑別のポイントとなる．

■ 超音波画像・細胞診像・写真

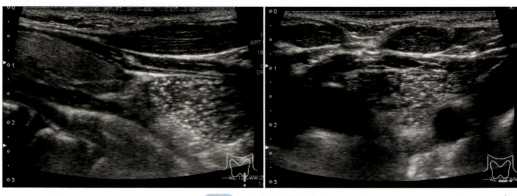

図1　小児正常胸腺　　　　　　　　　　　　　　　a | b

縦隔側から連続して認められる境界明瞭な構造物のなかに，微細な点状～線状の高エコーを認める（Bモード，縦断像(a)と横断像(b)）．胸腺組織は年齢とともに退縮するが，小児の場合はまだ萎縮せず著明に残っており，甲状腺下極付近から認められることも多い．

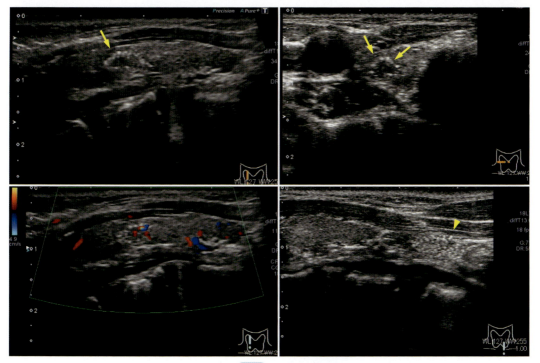

a	b
c	d

図2　迷入胸腺❶

a，b：右葉に微細な高エコーが環状に並んでいる所見を認める（Bモード，縦断像(a)と横断像(b))．

c：内部に血流をわずかに認める（カラードプラ法，縦断像)．

d：左葉下極に正常の胸腺組織を認める（Bモード，縦断像)．a，bは左葉下極にある正常胸腺と同様のエコー像を呈していることから迷入胸腺を考える．

迷入胸腺（矢印)，正常の胸腺組織（矢頭）

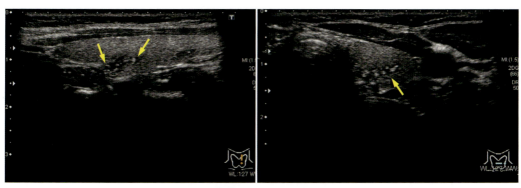

a	b

図3　迷入胸腺❷

甲状腺背側から連続する，不整形低エコー像を認める（a：矢印)．内部に微細な高エコーを伴う（b：矢印)（Bモード，縦断像(a)と横断像(b))．

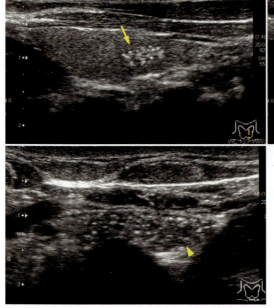
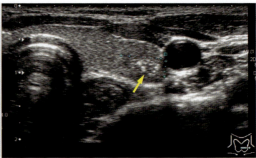

図4 迷入胸腺❸
a，b：左葉下極に微細高エコーのみが集簇した像を認める（Bモード，縦断像(a)と横断像(b))．
c：甲状腺下極には，同様のエコー像を呈した正常の胸腺を認める（Bモード，横断像）．
矢印：迷入胸腺，矢頭：正常の胸腺組織

■文　献

1) Farley AM, Morris LX, Vroegindeweij E, et al：Dynamics of thymus organogenesis and colonization in early human development. Development. 140(9)：2015-2026, 2013.

2) Fukushima T, Suzuki S, Ohira T, et al：Thyroid Examination Unit of the Radiation Medical Center for the Fukushima Health Management Survey. Prevalence of ectopic intrathyroidal thymus in Japan：the Fukushima health management survey. Thyroid. 25(5)：534-537, 2015.

3) Hayashida N, Imaizumi M, Shimura H, et al：Investigation Committee for the Proportion of Thyroid Ultrasound Findings. Thyroid ultrasound findings in children from three Japanese prefectures：Aomori, Yamanashi and Nagasaki. PLoS One. 8(12)：e83220, 2013.

4) Avula S, Daneman A, Navarro OM, et al：Incidental thyroid abnormalities identified on neck US for non-thyroid disorders. Pediatr Radiol. 40(11)：1774-1780, 2010.

5) Kim HG, Kim MJ, Lee MJ：Sonographic appearance of intrathyroid ectopic thymus in children. J Clin Ultrasound. 40(5)：266-271, 2012.

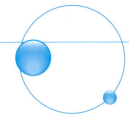

甲状腺検査ミニマムエッセンス
副甲状腺ホルモンの測定

　副甲状腺は血中のアミノ酸を取り込み，副甲状腺ホルモン（PTH）を合成・分泌します．

　PTHとは84個のアミノ酸から構成されるペプチドホルモンで，「カルシウム（Ca）代謝の仲立ち」をするホルモンです．

　副甲状腺機能を反映しており，通常ネガティブフィードバック機構のもとに血中Ca濃度を一定の範囲内に調節しています．

　PTH測定は副甲状腺機能亢進症（HPT）の診断，術後経過，腎不全における治療経過だけでなく，HPT手術時のモニターにおいて広く用いられるようになりました．

　HPT手術時，過機能副甲状腺を切除すれば，副甲状腺からのPTH分泌量は減少し，約4分と血中半減期の短いintact-PTH濃度は短時間で著明に低下することになります．

　過機能副甲状腺切除に相応してintact-PTH濃度が低下すれば，術中それ以上の検索が不要となりますし，相応した低下がみられない場合は，過機能腺が残存している可能性が示唆され，さらに検索するという判断材料の一つになります．

　したがって，HPT手術において，術前と病的腺切除後にPTH濃度を測定し評価することは，外科的治療の成否の判断に有用な手段となり，当院でも術中迅速PTH測定は実施されています．

Ⅱ章 各論
7. その他

異所性甲状腺
Ectopic thyroid

■ 概　要

- 異所性甲状腺とは発生の際の甲状腺原基の降下異常が原因で起こる甲状腺の位置異常である．
- 存在範囲は舌の後方から胸部に及び，甲状舌管の正常ルートに沿った部位を中心として観察される（図1）．
- 甲状腺シンチグラフィ（^{123}I，^{131}I，^{99m}TcO$_4^-$）で異所性甲状腺に一致した集積が認められ，頸部の甲状腺領域には集積が認められない．超音波検査による描出が困難な場合の位置確認には，シンチグラフィが有用である．
- 甲状腺機能低下症状を呈することがある．

■ ポイント解説：超音波像はココを診る！

- 本来甲状腺が描出されるはずのレベルで甲状腺組織が描出されない．
- 舌根部から胸骨柄にかけて存在する．
- 好発部位は舌根部であり深部に存在するため周波数を低く設定し，プローブの角度を工夫し舌根部を描出する必要がある．
- 甲状腺実質は均質な低エコー腫瘤として描出される．

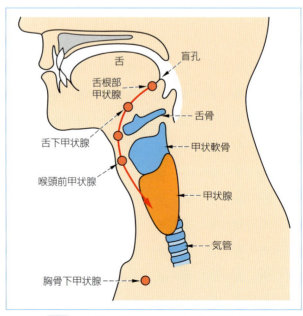

図1　甲状舌管のルートと異所性甲状腺

■ 超音波画像・細胞診像・写真

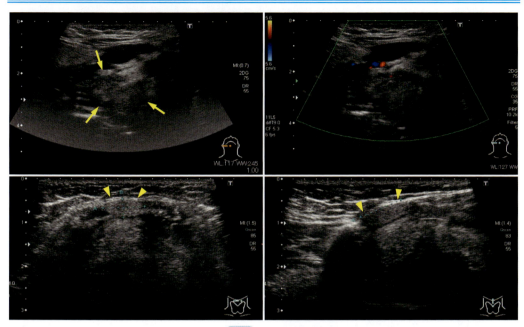

a	b
c	d

図2　異所性甲状腺

a：舌根部に形状不整で，内部エコーレベルが低な結節を認める（矢印）．内部エコーは均質である（Bモード，横断像）．
b：血流は認めない（カラードプラ法，横断像）．
c，d：甲状軟骨の前面に前頸筋群より内部エコーレベルの高い，楕円形の結節様エコーを認める（矢頭）（Bモード，横断像（c）と縦断像（d））．

表1　異所性甲状腺．血液データ

	FT_3(pg/mL)	FT_4(ng/dL)	TSH(μIU/mL)
基準範囲	2.2〜4.3	0.80〜1.60	0.20〜4.50
初診時	3.8	1.16	7.54

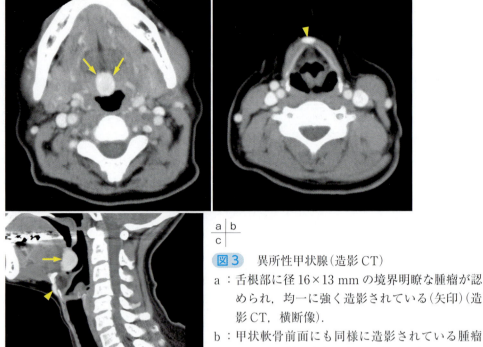

a	b
c	

図3 異所性甲状腺（造影CT）
a：舌根部に径16×13 mmの境界明瞭な腫瘤が認められ，均一に強く造影されている（矢印）（造影CT，横断像）．
b：甲状軟骨前面にも同様に造影されている腫瘤を認める（矢頭）（造影CT，横断像）．
c：舌根部（矢印）および甲状軟骨前面（矢頭）に強く造影されている腫瘤を認め，異所性甲状腺として矛盾しない（造影CT，縦断像）．

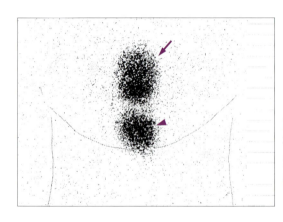

図4 異所性甲状腺（甲状腺シンチグラム）
^{123}Iシンチグラムを撮像．正常甲状腺より上部に2か所（矢印，矢頭）の集積を認める．正常位置には集積を認めない．

■ 文　献

1) 河西信勝，坂本穆彦，山田恵子：甲状腺疾患の診療．医学書院，p.3，1996．
2) 伊藤病院編：伊藤病院に学ぶ甲状腺疾患の診かた．メディカル・コア，p.103，1996．
3) 横澤　保，廣川満良：宮内　昭監．甲状腺・副甲状腺超音波診断アトラス新版．ベクトル・コア，p.4，2007．
4) 山田正信，森　昌朋：内分泌症候群（第2版）別冊日本臨牀．日本臨牀社，p.325，2006．

甲状腺検査ミニマムエッセンス
原発性副甲状腺機能亢進症のアイソトープ検査

　原発性副甲状腺機能亢進症のアイソトープ検査（副甲状腺シンチグラフィ）は，放射性医薬品の^{99m}Tc-MIBIを使用し局在診断を行います．副甲状腺シンチグラフィは食事制限などの前処置の必要がなく，薬剤を静脈注射して検査をします．^{99m}Tc-MIBIは正常な副甲状腺には集まらず，血流が豊富な過機能性副甲状腺に集まります．正常な甲状腺にも集まりますが，静注後5分をピークに時間とともに甲状腺への集積が減少します（洗い出し）．過機能性副甲状腺腫が大きいほど検出しやすく，腺腫が同じ大きさの場合では甲状腺容積が大きいほど検出感度は低くなります．また，甲状腺結節は偽陽性になるので注意が必要です．

　伊藤病院では静注後10分後に早期像，1時間半後に後期像とSPECT像の撮影をします．様々な方向から撮像をして断層画像を作成するSPECTによる診断は，副甲状腺と甲状腺の位置関係や縦隔などにある異所性副甲状腺腺腫の診断に有効な方法です．

　早期像では薬剤が甲状腺と副甲状腺の両方に集積するため区別が困難ですが，副甲状腺の洗い出しは甲状腺より遅く後期像でも集積が残るため，早期像と後期像を比較して腺腫の位置を診断することができます．また，ワークステーションを使用してCT画像とSPECTの重ね合わせをすることで，腺腫の局在をより詳細に知ることができます．

　原発性副甲状腺機能亢進症は外科的切除が唯一の治療法ですが，手術の前に超音波検査，CT検査，アイソトープ検査を組み合わせることによって局在診断が向上します．

II章 各論

8. 副甲状腺の疾患

副甲状腺腺腫
Parathyroid adenoma

動画82〜85

■ 概　要

- 1腺のみに発生し，多発することは稀である．
- 副甲状腺機能亢進症の80〜90%が副甲状腺腺腫であると報告されている（2011〜15年伊藤病院副甲状腺関連手術症例463腺中420腺（90.7%））．
- 無症状のことが多く，血清Caの上昇により発見される．稀に骨折，関節痛，尿路結石が発見の契機となることもある．
- 発生の際に位置異常をきたすことがあり，腫大腺を検索するときは注意を要する．
- 栄養血管以外に支持組織がないため，尾側へと下降することがある．

■ ポイント解説：超音波像はココを診る！

- 甲状腺との境界に線状高エコー（甲状腺と副甲状腺それぞれの被膜による）を認める．
- 扁平〜楕円形で境界明瞭な腫瘤であるが，柔らかく易変形性であるため，周囲の圧迫により一部凹形状や三角形など多彩な形状を示すこともある．
- 発生に伴う位置異常や腫大による下降により存在部位は様々であるため定位置にみられないときは広い範囲の検索が必要となる（総論「超音波検査に必要な甲状腺の解剖」p.2〜5参照）．
- 気管の背側や縦隔内など，超音波が届かない範囲は描出が困難になる．
- 囊胞変性をきたすこともある．副甲状腺囊胞を認めた際は，囊胞内に充実部分がないか確認することが必要である．

■ 超音波画像・細胞診像・写真

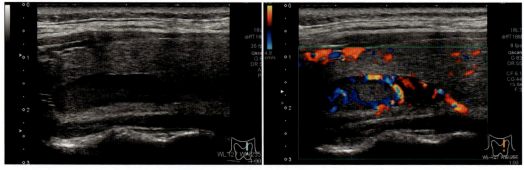

図1　副甲状腺腺腫①-1　　　　　　　　　　　　　　　　　　　　　　a｜b

a：左葉背側に13.6×6.5×25.1 mmの腫瘤を認める．形状は楕円形で扁平．甲状腺との境界に線状高エコーを認める．内部に低エコー部位を認めるが大部分は均質である（Bモード，縦断像）．
b：甲状腺との境界および内部に血流を認める（カラードプラ法，縦断像）．

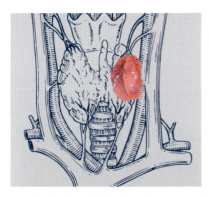

図1 副甲状腺腺腫❶-1 つづき
c：摘出標本

表1 副甲状腺腺腫❶．血液データ

	PTH-I(pg/mL)	Ca(mg/dL)	P(mg/dL)
基準範囲	15.0〜65.0	8.8〜10.1	2.7〜4.6
手術前	132.0	11.6	2.7
手術後	55.1	9.5	3.5

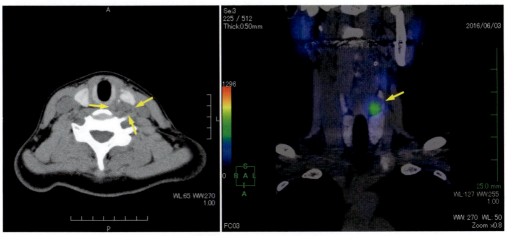

a｜b

図2 副甲状腺腺腫❶-2
a：左葉上極の背側に約9×14×23 mm大の低吸収腫瘤を認める（矢印）（造影CT, 横断像）．
b：同部位に集積を認める（矢印）（CTと ^{99m}Tc-MIBI SPECTによるfusion画像）．

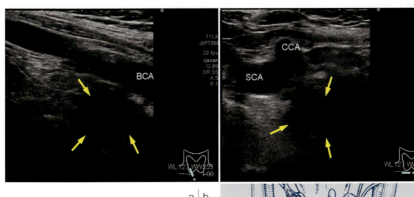

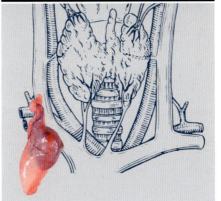

a｜b
　｜c

図3 副甲状腺腺腫❷-1
a：腕頭動脈近傍に9.5×11.0×16.2 mmの内部エコーレベル低の腫瘤を認める（矢印）．深部のため境界は明瞭に描出されない．形状も不明瞭であり，全体像の描出は困難である（Bモード，縦断像）．
b：横断像では総頸動脈と鎖骨下動脈の分岐部のやや尾側に描出されている（矢印）（Bモード，横断像）．
c：摘出標本

表2　副甲状腺腺腫❷．血液データ

	PTH-I(pg/mL)	Ca(mg/dL)	P(mg/dL)
基準範囲	15.0〜65.0	8.8〜10.1	2.7〜4.6
初診時	222.5	11.4	2.0
手術後	62.1	9.7	3.1

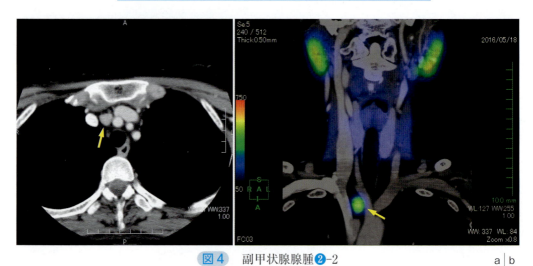

図4　副甲状腺腺腫❷-2　　　　　　　　　　a｜b

a：上縦隔右側で，上大静脈と右腕頭動脈の間に約 11×13×17 mm 大の造影効果を伴う腫瘤を認める（造影 CT，横断像）．
b：同部位に集積を認める（CT と ^{99m}Tc-MIBI SPECT による fusion 画像）．

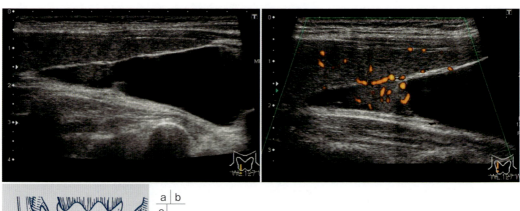

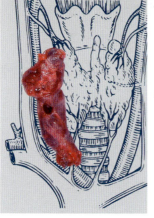

a｜b
c｜

図5　副甲状腺腺腫❸-1

a：甲状腺背側に 22.0×18.1×53.6 mm の囊胞性腫瘤を認める．内部に充実部分を認め，甲状腺実質との境界に線状高エコーを伴う（Bモード，縦断像）．
b：内部の充実部分に血流を認める（カラードプラ法，縦断像）．
c：摘出標本

表3 副甲状腺腺腫❸．血液データ

	PTH-I(pg/mL)	Ca(mg/dL)	P(mg/dL)
基準範囲	15.0〜65.0	8.8〜10.1	2.7〜4.6
初診時	138.7	10.6	2.6
手術後	30.9	9.2	3.7

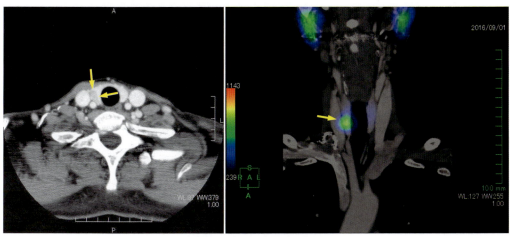

a｜b　　図6　副甲状腺腺腫❸-2

a：甲状腺右葉上極背側から下極背側に，直径57 mmの分葉状低吸収腫瘤を認める．内部のCT値は血管のCT値より低い（造影CT，横断像）．
b：同部位に集積を認める（CTと^{99m}Tc-MIBI SPECTによるfusion画像）．

■文　献

1) 村上　司：副甲状腺腺腫・過形成・嚢胞．日本乳腺甲状腺超音波医学会編．甲状腺超音波診断ガイドブック．改訂第3版．p.135-139，2016．
2) 来住野　修：原発性副甲状腺機能亢進症．来住野　修ほか編．頸部エコーのスクリーニングとステップアップガイド．p.65，2016．
3) 山下弘幸：高見　博監．原発性副甲状腺機能亢進症の臨床 症例に学ぶ．4．2014．
4) 清水一雄：副甲状腺疾患．伊藤國彦監．三村　孝ほか編．甲状腺疾患診療実践マニュアル第3版．p.160，2007．
5) 原　尚人：副甲状腺解剖把握のKnack & Pitfalls．内分泌外科の要点と盲点．小原孝男編．p.202-205，2007．

検査；伊藤病院現場からのコツ
紛らわしい超音波像（副甲状腺）
―甲状腺内の腫瘤を疑ったが，副甲状腺であった例―

<超音波所見>
- 形状は整，境界は明瞭で平滑である．
- 内部エコーレベルは等～低で，不均質である．
- 囊胞変性を伴い，後方エコー増強を認める．
- 血流は少ない．

<鑑別が難しかった点>
- 甲状腺の背側に，境界がはっきりした腺腫様甲状腺腫様の超音波所見を呈していたが，副甲状腺の超音波所見にみられる線状の高エコーの所見を呈していなかったので鑑別が難しかった．

<写　真>

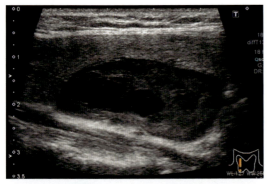

図1　Bモード，縦断像

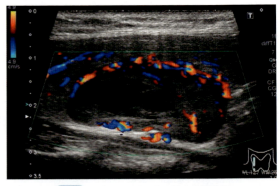

図2　カラードプラ法，縦断像

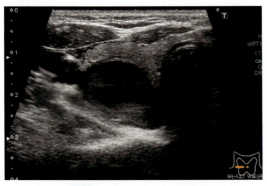

図3　Bモード，横断像

＜血液データ＞

表1　血液データ

	PTH-I (pg/mL)	Ca (mg/dL)	P (mg/dL)
基準範囲	15.0～65.0	8.8～10.1	2.7～4.6
初診時	237.9	11.2	2.2
手術後	24.9	9.6	3.3

＜副甲状腺シンチグラフィ　^{99m}TC-MIBI＞

- 右下副甲状腺に明らかなMIBI集積を認める．

＜病理組織診断＞

- 副甲状腺腫

II章 各 論

8. 副甲状腺の疾患

副甲状腺過形成
Parathyroid hyperplasia

■ 概　要

- 副甲状腺機能亢進症の約10〜15％を占めると報告されている（2011〜15年伊藤病院副甲状腺関連手術症例463腺中32腺（6.9％））が，そのほとんどは腎不全などによる二次性副甲状腺機能亢進症である．
- 遺伝性疾患である多発性内分泌腺腫症における過形成では，多腺腫大を示すことが多い．

■ ポイント解説：超音波像はココを診る！

- 囊胞変性や石灰化をきたすことがある．経過が長いと大きな腫瘤となり，甲状腺内を占めることもあるため腺腫様甲状腺腫などとの鑑別を要することがある．
- 腎不全透析患者など二次性の場合は，4腺の副甲状腺が種々の程度に増大するため，上下左右の腺を検索する必要がある（腎不全などの病歴の聴取が重要である）．

■ 超音波画像・細胞診像・写真

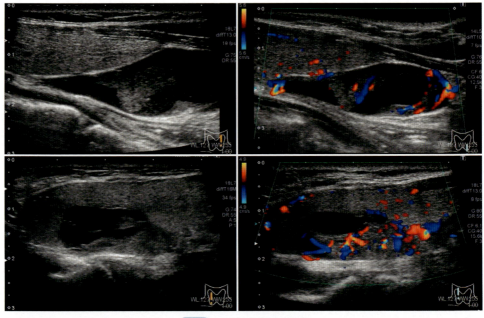

a	b
c	d

図1　副甲状腺過形成

a：左葉下極の背側に16.5×12.3×43.9 mmの境界明瞭な，囊胞性腫瘤を認める．内部に充実部分を伴う．甲状腺との境界に線状高エコーを認める（Bモード，縦断像）．
c：右葉上極に12.8×9.9×24.0 mmの，囊胞部分を伴う腫瘤を認める．甲状腺内の腫瘤のようにみえる．境界の線状エコーは不明瞭である（Bモード，縦断像）．
b，d：内部の充実部分に血流を認める（カラードプラ法，縦断像）．

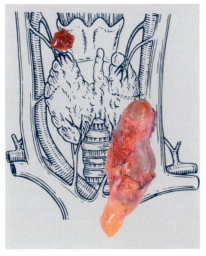

図1 副甲状腺過形成つづき
術式：副甲状腺全摘＋左前腕自家移植術
e：摘出標本

表1 副甲状腺過形成．血液データ

	PTH-I(pg/mL)	Ca(mg/dL)	P(mg/dL)
基準範囲	15.0〜65.0	8.8〜10.1	2.7〜4.6
手術前	158.9	11.4	2.3
手術後	45.9	9.0	2.9

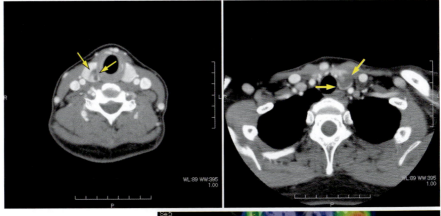

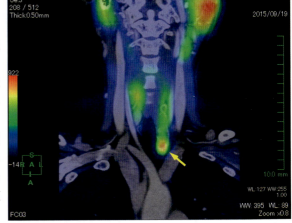

a	b
c	

図2 副甲状腺過形成

a：右葉上極と気管の間に約10×12 mm大の低吸収腫瘤を認める（矢印）（造影CT，横断像）．

b：左葉下極背側に沿って，約14×16×48 mm大の囊胞部分と充実部分を伴った腫瘤を認める（矢印）（造影CT，横断像）．

c：左葉下極の腫瘤への集積を認め，副甲状腺腫の所見である．右葉上極と気管の間に認める結節への集積は，甲状腺実質の取り込みと重なっており判定が困難である（CTと^{99m}Tc-MIBI SPECTによるfusion画像）．

■文　献

1) 村上　司：副甲状腺腺腫・過形成・囊胞．日本乳腺甲状腺超音波医学会編．甲状腺超音波診断ガイドブック．改訂第3版．p.135-139，2016.

2) 来住野　修：原発性副甲状腺機能亢進症．来住野　修ほか編集：頸部エコーのスクリーニングとステップアップガイド．p.65，2016.

3) 来住野　修：二次性（続発性）副甲状腺機能亢進症．来住野　修ほか編：頸部エコーのスクリーニングとステップアップガイド．p.67-69，2016.

4) 内野眞也：家族性副甲状腺機能亢進症．日本乳腺甲状腺超音波医学会編．甲状腺超音波診断ガイドブック．改訂第3版．p.144-147，2016.

Ⅱ章 各 論

8. 副甲状腺の疾患

副甲状腺癌
Parathyroid carcinoma

■ 概　要

副甲状腺機能亢進症の約 1～6％ を占めると報告されている（2011～15 年伊藤病院副甲状腺関連手術症例 463 腺中 11 腺（2.4％））．

■ ポイント解説：超音波像はココを診る！

- 超音波所見で腺腫と癌とを鑑別するのは困難であるが，癌の形状は分葉状や不整形であることが多い．
- 内部エコーは不均質となり，腺腫などと比較し大きな腫瘤であることが多い．
- 甲状腺との境界を示す線状高エコーが不明瞭化することもあり，甲状腺や周囲臓器の腫瘤との鑑別が必要となる．

■ 超音波画像・細胞診像・写真

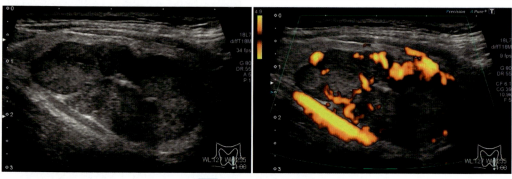

図 1　副甲状腺癌❶-1　　　　　　　　　　a｜b

a：甲状腺左葉を占めるように 24.8×18.8×35.4 mm の低エコー腫瘤を認める．境界は明瞭である．形状は不整であり辺縁にくびれを認める．内部エコーは不均質である．線状高エコーは一部で認められる（B モード，縦断像）．
b：辺縁および内部に血流を認める（パワードプラ法，縦断像）．

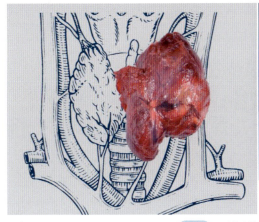
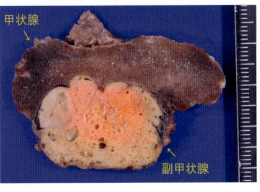

図1 副甲状腺癌❶-1 つづき

術式：甲状腺左葉切除術＋頸部中央区域郭清術＋副甲状腺摘出術
c：摘出標本　　d：ホルマリン固定後割面

表1 副甲状腺癌．血液データ

	PTH-I(pg/mL)	Ca(mg/dL)	P(mg/dL)
基準範囲	15.0〜65.0	8.8〜10.1	2.7〜4.6
初診時	914.7	12.3	2.0
手術後	50.6	9.3	4.5

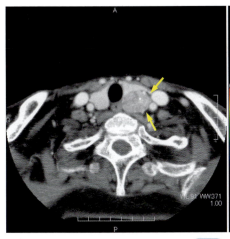
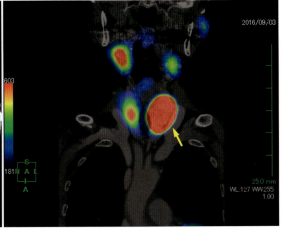

図2 副甲状腺癌❶-2

a：甲状腺左葉下極側の背側に約 30×26×19 mm 大の腫瘤を認める（矢印）．内部に小石灰化があり，不均質な造影効果を認める（造影 CT，横断像）．
b：同部位に集積を認める（矢印）（CT と ^{99m}Tc-MIBI SPECT による fusion 画像）．

■文　献

1) 村上　司：副甲状腺腺腫・過形成・嚢胞．日本乳腺甲状腺超音波医学会編．甲状腺超音波診断ガイドブック．改訂第3版．p.135-139，2016．

2) 来住野　修：原発性副甲状腺機能亢進症．来住野　修ほか編．頸部エコーのスクリーニングとステップアップガイド．p.65，2016．

3) 村上　司：副甲状腺癌．日本乳腺甲状腺超音波医学会編．甲状腺超音波診断ガイドブック．改訂第3版．p.141-143，2016．

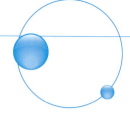

検査；伊藤病院現場からのコツ
紛らわしい超音波像（神経鞘腫）
―副甲状腺を疑ったが，神経鞘腫であった例―

＜超音波所見＞
- 形状は整，境界は明瞭で平滑である．
- 内部エコーレベルは低く，不均質である．
- 血流は乏しい．

＜鑑別が難しかった点＞
　甲状腺との境界が明瞭で，描出部位が甲状腺の背側であり，副甲状腺を疑った．しかし，形状や血流などから神経鞘腫も否定できなかった．

＜血液データ＞
- 初診時よりPTH，Ca，Pの血液データは正常値であり，手術後も変化はなかった．

＜写　真＞

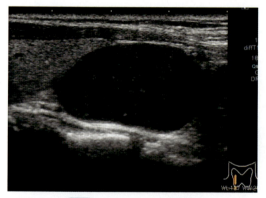

図1　Bモード，縦断像

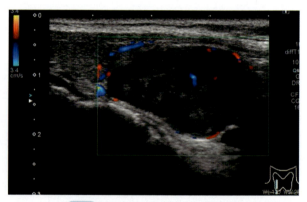

図2　カラードプラ法，縦断像

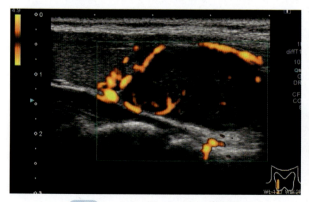

図3　パワードプラ法，縦断像

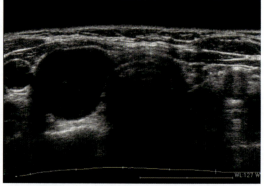

図4　Panoramic view像，横断像

＜細胞診所見＞
- 紡錘形の核をした束状集塊が採取されている．神経鞘腫として矛盾しない．

＜造影 CT＞
- 右葉下極の背面に境界明瞭な甲状腺外腫瘤で造影効果は軽度．副甲状腺由来や神経原性腫瘤が鑑別にあがる．

＜病理組織診断＞
- 神経鞘腫

II章 各 論

8. 副甲状腺の疾患

副甲状腺嚢胞
Parathyroid cyst

■ 概　要

- ほとんどが真性嚢胞であるが，一部に副甲状腺腺腫・過形成の変性により嚢胞形成をきたしたものがある（各論「副甲状腺腺腫」図5，6：p.132，133参照）．
- 真性嚢胞は血清PTHやCaは正常範囲である．
- 自覚症状に乏しく，甲状腺超音波検査時に偶然発見されることが多い．

■ ポイント解説：超音波像はココを診る！

- 甲状腺に接した嚢胞性腫瘤として描出される．
- 支持組織が少ないため，重力により尾側へと下降することがある．
- 柔らかく易変形性である．
- 穿刺液は無色透明であるため無エコーである．
- 穿刺液中のPTHの測定は有用である．

■ 超音波画像・細胞診像・写真

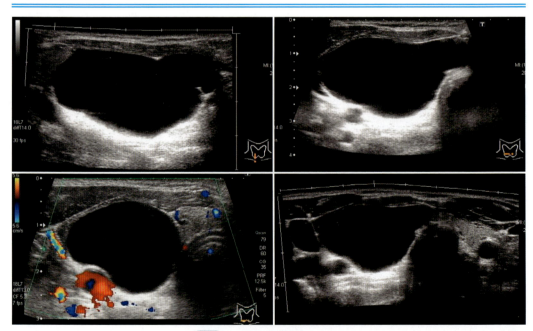

図1　副甲状腺嚢胞

a	b
c	d

a，b，d：42.1×23.9×47.5 mmの境界明瞭な無エコー腫瘤として描出される．総頸動脈や気管の圧迫により内側へ凹の形状をしている．甲状腺との境界は明瞭であるが，線状高エコーは描出されていない（panoramic view像，縦断像(a)とBモード，横断像(b)とpanoramic view像，横断像(d)）．

c：辺縁および内部に血流は認めない（カラードプラ法，横断像）．

表1 副甲状腺嚢胞．血液データ

	PTH-I(pg/mL)	Ca(mg/dL)	P(mg/dL)
基準範囲	15.0〜65.0	8.8〜10.1	2.7〜4.6
初診時		9.3	3.2
穿刺液中PTH-I	303.2		

※穿刺液中のPTH-Iが高値であり，透明であったため副甲状腺嚢胞と診断された．

■文　献

1) 村上　司：C-1 副甲状腺腺腫・過形成・嚢胞．日本乳腺甲状腺超音波医学会編．甲状腺超音波診断ガイドブック．改訂第3版．南江堂，p.135-147，2016．

伊藤病院ではこう診る！　甲状腺疾患超音波アトラス

索引

欧文

A
AFTN ... 22

C
CEA ... 82
creeping ... 46
CT 検査 ... 21
C 細胞 ... 82

D
diffuse large B cell-lymphoma ... 102

I
^{123}I ... 22
^{131}I ... 22
^{131}I 全身シンチグラフィ ... 23

L
lateral cervical cyst ... 118

M
MALT ... 102
Median cervical cyst ... 116
mucosa-associated lymphoid tissue ... 102

P
Plummer 病 ... 22

R
RET 遺伝子 ... 82

T
^{99m}Tc-MIBI ... 24
^{99m}Tc-パーテクネテート ... 22
Thyroglossal duct cyst ... 116
TMNG ... 22

Y
yellow body ... 94

和文

あ
亜急性甲状腺炎 ... 22, 46
アミロイド ... 82

い
異所性甲状腺 ... 126
遺伝子組み換えヒト TSH ... 23

え
エコーレベル ... 29
壊死 ... 92
エラストグラフィ ... 8

お
黄色小体 ... 94
音響陰影 ... 62

か
下咽頭梨状窩瘻 ... 50
核医学検査 ... 21
核内細胞質封入体 ... 64
核の溝 ... 64
カルシトニン(CT) ... 82
環状石灰化 ... 86

き
機能性甲状腺結節 ... 22, 58
急性化膿性甲状腺炎 ... 50
境界 ... 29
境界部 ... 29
胸腺 ... 122
胸腺様分化を示す癌 ... 96
切れ込み様所見 ... 102
均質性 ... 29

く
クリーピング ... 46

け
形状 ... 29
血流 ... 8
原発性副甲状腺機能亢進症 ... 16

こ
甲状舌管 ... 126
甲状舌管嚢胞 ... 116
甲状腺機能亢進 ... 36
甲状腺自己抗体 ... 42
甲状腺静脈 ... 2
甲状腺シンチグラフィ ... 22, 126
甲状腺シンチグラム ... 48, 58
甲状腺切除 ... 107
甲状腺動脈 ... 2
広汎浸潤型 ... 76
後方エコー ... 30
孤立性線維性腫瘍 ... 100

さ
鎖骨下動脈起始異常 ... 4
砂粒体 ... 75

し
周囲臓器への浸潤 ... 90
重量 ... 34
手術術式 ... 107
腫瘍シンチグラフィ ... 24
上喉頭神経 ... 3
硝子化索状腫瘍 ... 94
小児 ... 122
食道憩室 ... 120
初診時 ... 35
神経内分泌腫瘍 ... 84

す
髄様癌 ... 82

せ
整 ... 29

正常甲状腺 34
正中頸嚢胞 116
石灰化 54
線維化 54
穿刺吸引細胞診 21, 26
腺腫様甲状腺腫 54

そ
側頸嚢胞 118
粗大環状石灰化 90

た
多角形 29
他臓器転移 114

ち
中毒性多結節性甲状腺腫 22
超音波ガイド下穿刺吸引 26
超音波検査 10, 15
超音波ドプラ法 8

て
低分化癌 86
低分化成分 89
電子走査型 8

な
内部エコー 29
内部エコーパターン 29

に
二次性副甲状腺機能亢進症 136
乳頭癌 60

乳頭状集塊 64

の
嚢胞変性 54
膿瘍 50

は
橋本病 42
バセドウ病 22, 36
反回神経 4

ひ
微細高エコー 67, 111
微細多発高エコー 60
微小癌 66
微少浸潤型 76
非反回下喉頭神経 4, 21
被膜浸潤 81
びまん性硬化型乳頭癌 74
びまん性甲状腺腫 36
びまん性疾患 36, 42, 46, 50

ふ
副甲状腺 4, 16
副甲状腺過形成 136
副甲状腺癌 138
副甲状腺機能亢進症 24, 130
副甲状腺シンチグラフィ 24
副甲状腺腺腫 130
副甲状腺嚢胞 142
不整 29
フレームレート 8
分葉状 96

ほ
放射性ヨウ素 22
傍濾胞上皮細胞 82

ま
まだら状(虫喰い様)低エコー 102
慢性甲状腺炎 42

み
未分化癌 90
脈管浸潤 81

む
無痛性甲状腺炎 22, 48

め
迷走神経 3
迷入胸腺 16, 122

り
リンパ球浸潤 42
リンパ腫 102
リンパ節郭清 107
リンパ節転移 110

ろ
濾胞型乳頭癌 70
濾胞癌 76
濾胞腺腫 76

伊藤病院ではこう診る！
甲状腺疾患超音波アトラス

2018年2月15日　第1版第1刷発行（検印省略）

監修	伊藤	公一
編集	北川	亘
発行者	末定	広光

発行所　株式会社 全日本病院出版会
　　　　東京都文京区本郷3丁目16番4号7階
　　　　郵便番号 113-0033　電話 (03) 5689-5989
　　　　　　　　　　　　　　FAX (03) 5689-8030
　　　　郵便振替口座　00160-9-58753
　　　　印刷・製本　三報社印刷株式会社

©ZEN-NIHONBYOIN SHUPPAN KAI, 2018.

・本書に掲載する著作物の複製権・翻訳権・上映権・譲渡権・公衆送信権（送信可能化権を含む）は株式会社全日本病院出版会が保有します．
・JCOPY ＜(社)出版者著作権管理機構 委託出版物＞
本書の無断複写は著作権法上での例外を除き禁じられています．複写される場合は，そのつど事前に，(社)出版者著作権管理機構（電話 03-3513-6969, FAX03-3513-6979, e-mail：info@jcopy.or.jp）の許諾を得てください．
本書をスキャン，デジタルデータ化することは複製に当たり，著作権法上の例外を除き違法です．代行業者等の第三者に依頼して同行為をすることも認められておりません．

定価はカバーに表示してあります．
ISBN 978-4-86519-242-1　C3047